ERFOLGS FAKTOREN im Kraftsport

Mehr Muskeln mit Kompakt-Training, Intensitätstechniken & mentaler Programmierung

Dr. Rainer Zitelmann

novagenics

Wichtiger Hinweis für den Leser
Die Erkenntnisse der Sportwissenschaft und Medizin unterliegen laufendem Wandel durch Forschung und Erfahrung. Alle in diesem Buch getroffenen Empfehlungen wurden vom Autor mit großer Sorgfalt erarbeitet und geprüft. Das entbindet den Nutzer dieses Werkes jedoch nicht von der Verpflichtung, präventive und therapeutische Entscheidungen in eigener Verantwortung zu treffen.

ISBN: 3-929002-52-3
ISBN 13: 978-3-929002-52-2

Bibliographische Information der Deutschen Nationalbibliothek
Die Deutsche Nationalbibliothek verzeichnet diese Publikation in der Deutschen Nationalbibliografie; detaillierte bibliografische Daten sind im Internet über http://dnb.d-nb.de abrufbar.

Dr. Rainer Zitelmann:
Erfolgsfaktoren im Kraftsport – mehr Muskeln mit Kompakt-Training, Intensitätstechniken und mentaler Programmierung

1. Auflage Novagenics-Verlag 2014

Danksagung

Ich bedanke mich bei Andreas Hintz, Inhaber des Fitness-Studios »Clever Fit« in Berlin-Charlottenburg, Joachimstalerstr. 19, 10719 Berlin, für die freundliche Genehmigung, Studio und Gerätschaften für die Übungsfotos im Buch nutzen zu dürfen.

Die Fotografen Dr. Georg Guillemin und Franz Fleischhauer verdienen Dank für ihre professionelle Arbeit und ihren Einsatz bei der Erstellung und Bearbeitung der Übungsfotos.

Vor allem möchte ich mich bei Klaus Arndt vom Novagenics-Verlag bedanken. Ich habe bei meinen Büchern schon mit vielen ausgezeichneten Verlagen zusammengearbeitet, aber keiner war zugleich so schnell und gründlich wie Novagenics als führender deutscher Verlag für Kraftsport-Literatur.

Schließlich bedanke ich mich noch bei Ralf Eckschmidt und Peter Dietze-Felberg, die Korrektur gelesen haben.

INHALT

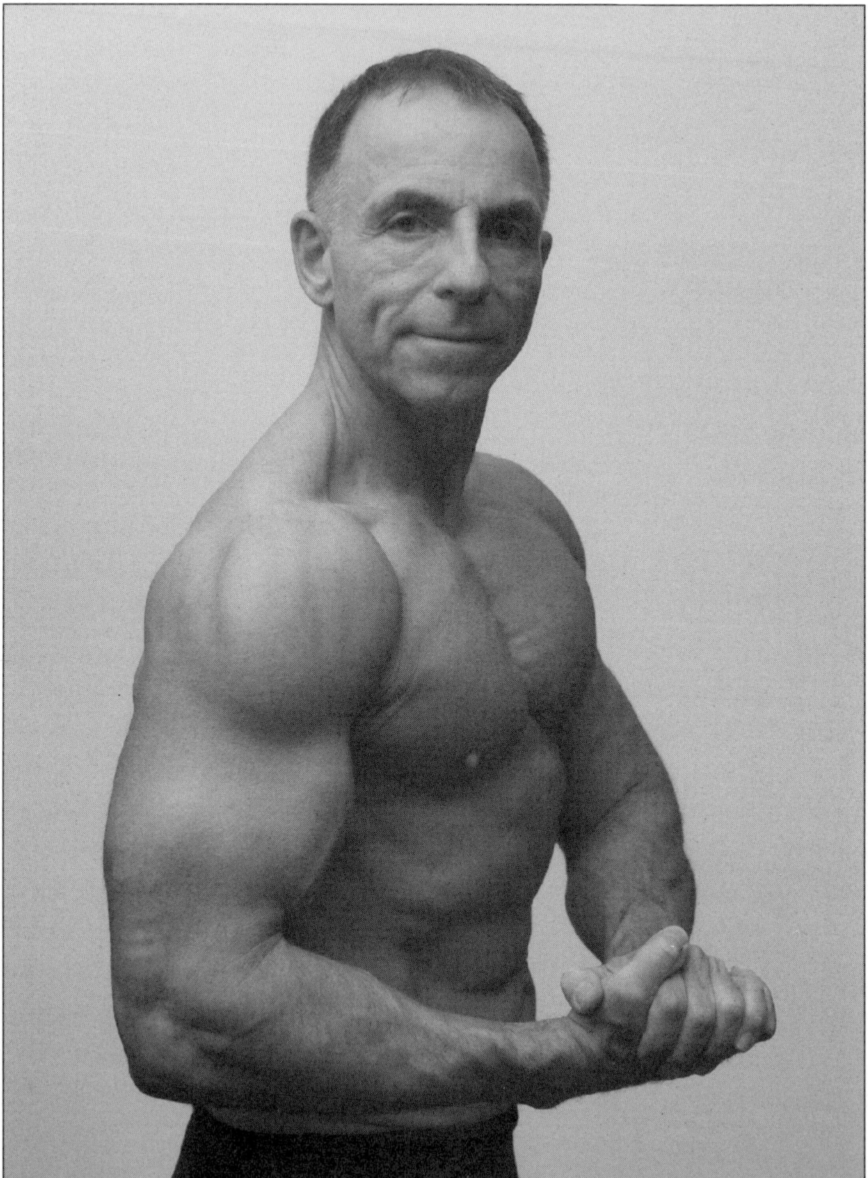
Foto: Guillemin

Der Autor

Dr. Rainer Zitelmann, geb. 1957 in Frankfurt am Main, studierte Geschichte und Politikwissenschaft und promovierte 1986 in Geschichte mit »summa cum laude« zum Dr. phil. Er war wissenschaftlicher Assistent am Zentralinstitut für sozialwissenschaftliche Forschung der Freien Universität Berlin und danach Cheflektor des Ullstein-Propyläen Verlages sowie Ressortleiter der Tageszeitung »Die Welt«. Im Jahr 2000 machte er sich selbstständig und gründete die Dr. ZitelmannPB. GmbH, die seitdem das führende Unternehmen in Deutschland für die Kommunikations- und Positionierungsberatung von Immobilienunternehmen ist. Darüber hinaus berät es weitere Unternehmen, z.B. aus dem Energiesektor, in der Unternehmenskommunikation.

Dr. Zitelmann hat bisher 16 Bücher geschrieben und herausgegeben. Sein Buch »Setze dir größere Ziele« ist in zahlreichen Sprachen und Ländern erschienen. Mit 19 Jahren trat er in Darmstadt in den Gewichtheberverein ein und betreibt seitdem Kraftsport.

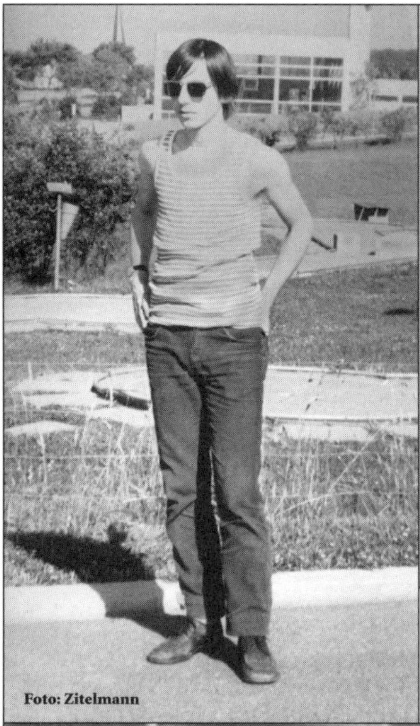

Foto: Zitelmann

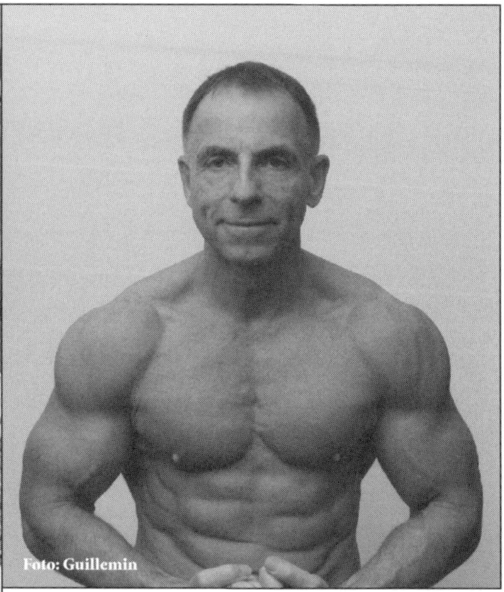

Foto: Guillemin

Der Autor mit 17 Jahren (links oben), mit 22 Jahren (unten) und heute (rechts oben).

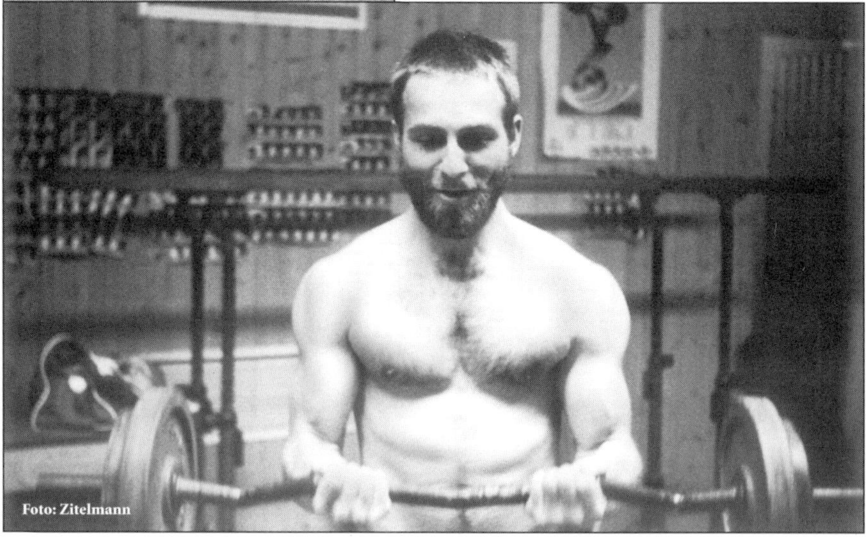

Foto: Zitelmann

KAPITEL 1

DER PERFEKTE KÖRPER: NUR GROSSE ZIELE MOTIVIEREN

Ich bin heute 56 Jahre alt, erfolgreicher Unternehmer und habe oft eine 60-Stunden-Woche. An den meisten Tagen der Woche steige ich morgens in den Flieger, um Kunden zu besuchen, und bin erst abends wieder zurück. Und dennoch habe ich immer die Zeit gefunden, zu trainieren. Mir macht das Training Freude, und da ich unter der Woche sehr spät abends trainiere, ist es für mich ein Puffer zwischen meiner Arbeit und dem Schlaf. Ich bin gesund, und ich bin zufrieden mit meinem Körper – das heißt, nicht ganz zufrieden, denn sonst würde ich vielleicht gar nicht mehr trainieren. Ich glaube an die Kraft der produktiven Unzufriedenheit, die uns Energie verleiht für das, was wir tun.

Als Jugendlicher war ich so unsportlich, dass ich in der Schule neben vielen 1en und 2en in anderen Fächern in Sport »ohne Leistung« bewertet wurde, was gleichbedeutend war mit »Note 6«. Das steht auch so in meinem Abiturzeugnis. Als Kind und als Jugendlicher war ich wirklich schmächtig. Da ich in Sport eine »Niete« war, schwänzte ich den Sportunterricht über viele Jahre.

Allerdings hatte ich einen Biologielehrer, den ich sehr bewunderte und der zugleich Präsident des Hessischen Gewichthebervereins war. Er motivierte mich, in den Gewichtheberverein in Darmstadt einzutreten. Da ich besonders dünn war, versprach ich mir davon, wenigstens etwas Muskulatur aufzubauen. Mir gefiel es, gegen mich selbst zu kämpfen, mir Ziele zu setzen – und die Erfolge des Trainings zu sehen. Mein Körper begann, sich zu verwandeln. Bald hatte ich allerdings mehr Interesse am Bodybuilding als am klassischen Gewichtheben. Seitdem hat mich das Training mit Gewichten nicht mehr losgelassen.

Ich trainiere nun schon seit 37 Jahren, Kraftsport ist ein Teil meines Lebens geworden und wird es sicher auch bleiben. Aber nachdem ich in den ersten Jahren Muskeln aufgebaut hatte, ging es mir so wie vielen Kraftsportlern: Mein Muskelwachstum stagnierte. Ich nahm das hin, weil ich dachte, wegen meinem von Natur aus sehr schmächtigen Körperbau hätte ich die genetischen Grenzen des für mich möglichen Muskelwachstums erreicht. Über Jahrzehnte trainierte ich weiter regelmäßig, aber mir ging es eigentlich nur noch darum, die einmal aufgebaute Muskulatur zu erhalten. Vor einigen Jahren begann ich, mich eingehender mit den Erfolgsfaktoren im Kraftsport zu befassen. Ich besorgte mir Bücher über Krafttraining und begann zu experimentieren, ob es mir nicht auch in meinem Alter noch möglich wäre, zusätzliche Muskulatur aufzubauen.

Nachdem ich ein Buch mit dem Titel »Setze dir größere Ziele« geschrieben hatte, das inzwischen in vielen Sprachen und Ländern erschienen ist, wollte ich herausfinden, ob es neben dem beruflichen und finanziellen Bereich, um den es in diesem Buch ging, nicht auch beim Kraftsport möglich ist, sich größere Ziele zu stecken und diese zu erreichen.

Oft hatte ich gelesen, in meinem Alter könne man allenfalls noch den biologisch programmierten Abbau der Muskulatur aufhalten, aber nicht mehr an Muskelmasse zulegen. Ich wollte herausfinden, ob das wirklich stimmt, und setzte mir das Ziel, diese Behauptung zu widerlegen. Ich dachte: Wenn du in diesem Bereich, wo es angeblich »unmöglich« ist, weitere Fortschritte zu machen, dennoch vorankommst, dann wird dir das auch in anderen Lebensbereichen gelingen!

Und in der Tat erzielte ich durch die Trainingsmethoden, die in diesem Buch beschrieben werden, einen Wachstumsschub, der noch nicht zu Ende ist. Dabei ist es mir wichtig, zu erwähnen, dass ich niemals in meinem Leben anabole Steroide oder andere Dopingmittel genommen habe, weil ich die gesundheitlichen Risiken fürchtete und auch nie den Wunsch hatte, an Bodybuilding-Meisterschaften teilzunehmen.

»Die größte Gefahr besteht für die meisten von uns nicht etwa darin, ein Ziel zu hoch anzusetzen und zu scheitern, sondern es zu niedrig anzusetzen und es zu erreichen«, sagte der italienische Maler und Bildhauer Michelangelo. Mit seiner David-Statue schuf Michelangelo zu Beginn des 16. Jahrhunderts ein Meisterwerk der Hochrenaissance. Die vier Meter hohe Statue schlug er aus einem einzigen Marmorblock. Sie zeigt David, wie er die Steinschleuder an die Schulter hebt, um sie gegen Goliath zu richten. Bis heute verkörpert diese Statue das Sinnbild des perfekten männlichen Körpers. Sie besticht besonders durch die Harmonie und Symmetrie der Muskulatur.

So wie der Bildhauer aus einem Stück Marmor eine perfekte Skulptur schafft, so ist es auch mit den Methoden des Bodybuildings möglich, aus dem eigenen Körper ein Kunstwerk zu formen. Bei dem Begriff Bodybuilding denken allerdings viele heute an »Masse-Monster«, die 120 Kilo oder mehr wiegen und deren Anblick von den meisten Menschen als nicht mehr ästhetisch empfunden wird. Doch keine Sorge: Ich will Sie in diesem Buch nicht dazu verführen, einen solchen Körper zu bilden, und dies wäre auch gar nicht möglich. Selbst wenn Sie dies wollten, fehlen 99 Prozent der Menschen die genetischen Voraussetzungen dafür. Zudem sind solche extremen Muskelmassen nur mit dem Einsatz von Dopingmitteln – etwa anabolen Steroiden – zu erreichen, was Sie hoffentlich nicht für sich in Erwägung ziehen.

Und dennoch kann jedermann von Profi-Bodybuildern und ihren Trainingssystemen lernen. Wer diese ohne Dopingmittel anwendet (man spricht dann von Natural Bodybuilding), wird keinen Körper wie ein Mr. Olympia entwickeln, aber das wollen die meisten Menschen auch gar nicht. Doch Sie können mit den Methoden und dem Erfahrungsschatz von professionellen Bodybuildern einen Körper entwickeln, der dem Ideal des David von Michelangelo nahekommt. Steve Reeves etwa, in den 50er Jahren ein bekannter Schauspieler, hat einen solchen harmonischen Körper entwickelt.

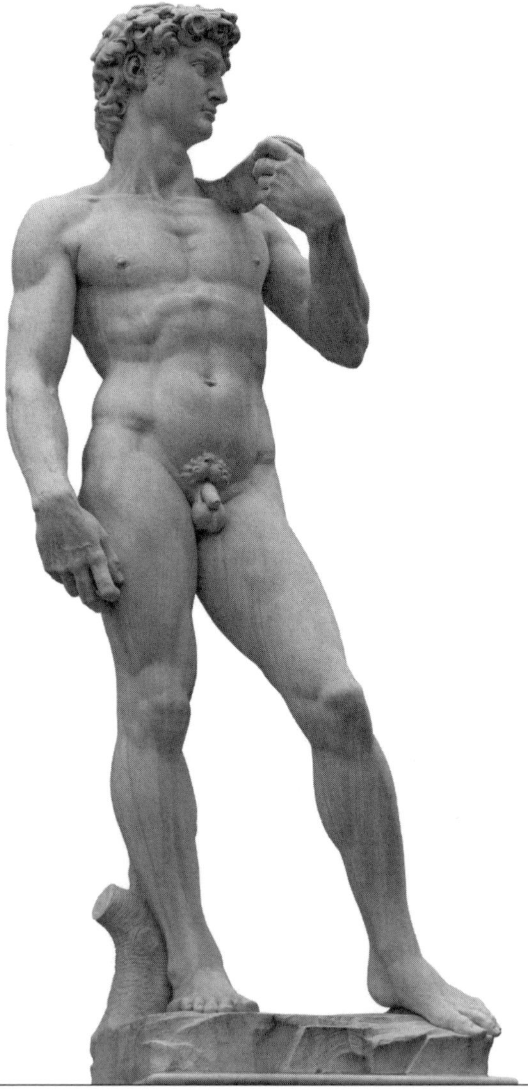

Foto: Shutterstock

Sie werden staunen, wenn Sie erfahren, dass selbst Dorian Yates, der mit dem Mr. Olympia den höchsten Titel im Bodybuilding erreichte, nur vier Tage in der Woche trainierte, und zwar nicht länger als eine Stunde. Wie gesagt: Da Sie vermutlich nicht dessen genetische Voraussetzungen zur Bildung extremer Muskelmasse haben und hoffentlich auch keine Dopingmittel einnehmen werden, können Sie keinen auch nur annähernd so massigen Körper wie er entwickeln. Aber Sie können mit den Trainingsmethoden solch professioneller Bodybuilder eine Entwicklung Ihrer Muskulatur erreichen, die Sie nie für möglich gehalten hätten.

Sie werden aber niemals einen perfekten Körper entwickeln, wenn Sie so trainieren, wie dies 95 Prozent der Mitglieder von Fitnessstudios tun. Die meisten von ihnen führen die falschen Übungen in der falschen Reihenfolge durch und haben sich eine falsche Technik angewöhnt. Vor allem strengen sie sich viel zu wenig an, weil sie kaum einen Satz bis zum Muskelversagen zu Ende führen. Sie hören einfach nach der achten oder zehnten Wiederholung auf, weil ihnen irgendwann jemand gesagt hat, sie sollten acht bis zehn Wiederholungen machen, weil es vielleicht auch zu anstrengend wird oder weil sie sich einreden, sie könnten keine weiteren Wiederholungen mehr ausführen bzw. keine höheren Gewichte auflegen. Sie machen Sit-ups und reden sich ein, sie könnten damit ihren Bauch loswerden, obwohl längst erwiesen ist, dass man Fett leider nicht gezielt an bestimmten Stellen abbauen kann. Kurz: Sie wissen einfach zu wenig darüber, was notwendig ist, um einen perfekten Körper zu entwickeln.

Warum, so werden Sie vielleicht fragen, ist hier von einem »perfekten Körper« die Rede? Gibt es das überhaupt? Geht es nicht auch etwas bescheidener? Nun, Sie selbst bestimmen Ihre Ziele! Ich glaube aber, dass es einfacher ist, sich zu motivieren, wenn Sie größere Ziele anstreben. Nehmen wir an, Sie haben 20 Kilogramm Übergewicht und nehmen sich vor, 10 Kilogramm zu verlieren. Was ist das Ergebnis? Sie sind dann ein Mann – oder eine Frau – mit 10 Kilogramm Übergewicht. Ein erstrebenswertes Ziel, für das es sich lohnt, zu kämpfen? Sicherlich nicht!

Ob Sie für sich das Ziel eines »perfekten Körpers« erreichen können, wissen Sie erst dann, wenn Sie es ernsthaft versuchen. Und selbst wenn Sie es nicht ganz erreichen sollten, werden Sie am Ende bestimmt einen tollen Körper haben, auf den Sie stolz sein können. »Ideale sind wie Sterne – man kann sie nicht erreichen, aber man kann sich an ihnen orientieren«, sagt ein japanisches Sprichwort. Und der Schriftsteller Hermann Hesse sagte: »Damit das Mögliche geschehe, muss immer wieder das Unmögliche versucht werden.«

Was bringt Ihnen dieses Buch? Sie werden lernen, wie professionelle Bodybuilder trainieren, weil diese am besten wissen, wie man effizient Muskulatur aufbaut. Ich werde Ihnen dabei allerdings zeigen, dass es nicht ein einziges und unumstrittenes Bodybuilding-System gibt. Sie werden finden, dass es eine fast unendliche Vielfalt von widersprüchlichen Theorien und Trainingssystemen gibt. Ich werde Ihnen einige davon vorstellen, und Sie werden selbst mit verschiedenen Übungen und Systemen experimentieren, um herauszufinden, was für Sie funktioniert.

Was sind, jenseits einzelner Techniken, die Erfolgsfaktoren im Kraftsport? Sie brauchen vor allem sechs Dinge, die ganz generell Voraussetzung für den Erfolg in allen Lebensbereichen sind: Wissen, mentale Programmierung, Ausdauer, Frustrationstoleranz, Experimentierfreudigkeit und Selbstdisziplin.

1. Wissen: Darum geht es in diesem Buch. Die meisten Trainierenden in Fitnessstudios wissen viel zu wenig über Training und Ernährung. In diesem Buch sind Erfahrungen von Bodybuildern, eigene Erfahrungen und Ergebnisse vieler wissenschaftlicher Studien sowie der Fachliteratur berücksichtigt. Dabei wird auf zu viel Theorie verzichtet; der Schwerpunkt liegt auf Erkenntnissen und Tipps, die Sie selbst sofort umsetzen können.

2. Mentale Programmierung: Über Erfolg und Misserfolg im Bodybuilding entscheidet Ihre mentale Programmierung. Das Training ist letztlich ein geistiger Prozess. Sie müssen lernen, das richtige Muskelgefühl zu entwickeln, und Sie müssen lernen, Ihren Körper schon heute so zu sehen, wie Sie ihn sich wünschen. Mentale Aspekte des Trainings spielen in diesem Buch eine besondere Rolle. Im achten Kapitel über das Autogene Training lernen Sie eine Methode kennen, wie Sie Ihr Unterbewusstsein so programmieren, dass Sie Ihre selbstgesteckten Ziele erreichen.

3. Ausdauer: Ohne Ausdauer werden Sie keinen Erfolg haben. Sie werden schon nach wenigen Monaten erste Erfolge sehen, aber um einen perfekten Körper zu formen, braucht es Jahre. Viele Menschen bringen diese Ausdauer nicht mit. Nicht selten kündigen die Mitglieder in Fitnessstudios schon nach dem ersten Jahr. »Ich habe es probiert, das bringt nichts für mich.« In Wahrheit haben sie falsch trainiert, sich zu wenig angestrengt und hatten unrealistische Vorstellungen davon, wieviel Zeit es benötigt, um einen perfekten Körper zu entwickeln.

4. Frustrationstoleranz: Sie werden erleben, dass Sie manchmal über Monate keine sichtbaren Erfolge erzielen, weil Sie ein Plateau erreicht haben, bei dem es zunächst nicht weitergeht. Oder weil Sie erst entdecken müssen, dass es an der Zeit ist, etwas an Ihrer Trainingsweise zu ändern. Sie werden auch nicht ganz ohne Verletzungen bleiben, obwohl Bodybuilding eine Sportart ist, in der es sehr viel weniger Verletzungen gibt als etwa beim Fußball oder Handball. Dennoch kann es sein, dass Beschwerden in den Schultern oder im Ellbogen Sie vorübergehend aus der Bahn werfen. Bleiben Sie trotzdem am Ball oder geben Sie auf?

5. Experimentierfreudigkeit: Ausdauer ist wichtig. Aber ob Sie ausdauernd mit dem Kopf gegen die Wand rennen oder ein falsches Trainingssystem verfolgen, beides wird Sie nicht weiterbringen. Um Erfolg beim Kraftsport zu haben, muss sich zur Ausdauer Experimentierfreudigkeit gesellen. Sie müssen unterschiedliche Trainingssysteme ausprobieren, und wenn Ihr Körper sich an ein bestimmtes Training gewöhnt hat, müssen Sie die Muskulatur mit neuen Impulsen »schocken«. Es gibt tausende Varianten, wie Sie trainieren können: Das betrifft die Häufigkeit und Länge des Trainings, die Zahl der Sätze und Wiederholungen, die Geschwindigkeit, mit der Sie einzelne Wiederholungen ausführen, und den Einsatz unterschiedlicher Intensitätstechniken. Über all diese Themen werde ich in den folgenden Kapiteln berichten.

KAPITEL 2

SELBSTDISZIPLIN UND DIE MACHT DER GEWOHNHEIT

Selbstdisziplin ist die sechste Voraussetzung für den Erfolg, und sie ist so wichtig, dass ich ihr ein ganzes Kapitel widme. Wissenschaftler haben herausgefunden, dass kein Faktor mehr über Erfolg oder Misserfolg im Leben eines Menschen entscheidet, als der Grad an Selbstdisziplin, den Sie aufbringen. »Als Psychologen die Noten von Studenten mit rund drei Dutzend Persönlichkeitseigenschaften verglichen, stellten sie fest, dass Selbstdisziplin die *einzige* Eigenschaft war, die in direktem Zusammenhang mit den Noten stand. Selbst der Intelligenzquotient und das Ergebnis des Hochschulzugangstests gaben weniger Aufschluss über spätere Leistungen an der Universität.« [1] Selbstdisziplin, so das übereinstimmende Ergebnis zahlreicher wissenschaftlicher Arbeiten, »ist eine entscheidende Stärke und ein Schlüssel zu einem erfolgreichen Leben«. [2]

Das gilt auch und gerade bei der Entwicklung eines perfekten Körpers. Sie können so gut trainieren, wie Sie wollen: Wenn Ihre Ernährung vor allem aus Pizza, Pommes und Schokolade besteht, werden Sie niemals einen perfekten Körper entwickeln. Selbstdisziplin ist beim Training notwendig – wenn Sie nicht regelmäßig trainieren, werden Sie keinen Erfolg haben. Selbstdisziplin ist notwendig, damit Sie sich beim Training gerade nicht nur auf jene Körperteile fokussieren, die Sie gerne trainieren, sondern auch auf Ihre Schwachstellen. Selbstdisziplin ist notwendig, wenn Ihre Muskeln brennen und Sie dennoch zwei weitere Wiederholungen erzwingen. Selbstdisziplin ist auch nötig, wenn Sie sich dazu zwingen müssen, nicht zu oft und nicht zu lange zu trainieren, um Ihrem Körper ausreichend Gelegenheit zur Erholung zu geben.

Das Schöne ist jedoch: Auch Disziplin kann man lernen und entwickeln. Und Bodybuilding ist eine der besten Schulen, um die Selbstdisziplin zu entwickeln, weil der Blick in den Spiegel Ihnen sofort zeigt, ob Sie genügend Selbstdisziplin aufgebracht haben oder nicht.

Selbstdisziplin klingt für viele Menschen nach Verzicht und Entbehrung. Doch die erfreuliche Nachricht für Sie: Das gilt nur am Anfang einer neuen Tätigkeit. Denn die Gewohnheit, auch dies ist ein Ergebnis wissenschaftlicher Studien, ist zugleich unser schlimmster Feind und unser bester Freund. Wir können uns angewöhnen, jeden Tag zwei Tafeln Schokolade zu essen oder aber eine Stunde zu trainieren. »Die beste Methode, um die Willenskraft zu stärken, besteht laut Studien darin, diese so fest zu verankern, dass sie quasi zu einer Gewohnheit wird«, schreibt Charles Duhigg in seinem Buch »Die Macht der Gewohnheit«. [3]

Werden die »Muskeln« der Willenskraft durch Übung in der gleichen Weise gestärkt, wie Hanteltraining die Muskeln wachsen lässt? Dies wollten Wissenschaftler wissen, die zwei Dutzend Personen im Alter zwischen 18 und 50 Jahren ein Fitnessprogramm mit Hanteltraining absolvieren ließen. Nach zwei Monaten nahmen die Forscher die übrigen Lebensbereiche dieser Personen unter die Lupe. Sie wollten herausfinden, ob sich die erhöhte Willenskraft, die zur Absolvierung eines regelmäßigen Trainings mit Gewichten notwendig ist, auch in anderen Lebensbereichen auswirkte.

Das Ergebnis: »Je mehr Zeit sie im Fitnessstudio verbrachten, desto weniger Zigaretten rauchten sie und umso weniger Alkohol, Koffein und Junkfood konsumierten sie. Sie verbrachten mehr Stunden mit Hausarbeit und weniger vor dem Fernseher.« [4] Selbstdisziplin ist also nicht nur eine Voraussetzung, sondern auch ein Ergebnis von regelmäßigem Training.

Jeder, der länger in einem Fitnessstudio trainiert, weiß jedoch auch, dass es den meisten Menschen nicht gelingt, dauerhaft diszipliniert zu trainieren, und dass das Training für sie leider nicht zu einer Gewohnheit wird. Viele geben das Training schon nach einigen Monaten wieder auf. Was sind die Gründe dafür?

Der Hauptgrund ist, dass sie nicht die erhoffte Belohnung für ihr Training erhalten, die wiederum die wichtigste Motivation ist, um am Ball zu bleiben. Wer einmal Menschen beobachtet, die in einem Sportstudio trainieren, wird oft feststellen, dass sie so ziemlich alles falsch machen, was man falsch machen kann. Wenn dann die Ergebnisse des Trainings ausbleiben, die sie sich erhofft haben, stellt sich Frustration statt Motivation ein.

Die wichtigste Voraussetzung, um das Training durchzuhalten, besteht darin, dass es schon in den ersten Monaten sichtbare Erfolge gibt. An sich ist das nicht schwer. Im Gegenteil. Gerade bei einer noch untrainierten Muskulatur stellt sich Wachstum sehr rasch ein. Erst später kommt es zu Phasen der Stagnation oder zu bestimmten Plateaus in der Entwicklung, nicht jedoch in den ersten Monaten, nachdem man das Training aufgenommen hat. Wenn sich dennoch in den ersten Monaten keine Erfolge einstellen, erklären sich das viele Menschen damit, sie hätten vielleicht »nicht die richtige Veranlagung« und deshalb »wirke« das Training bei ihnen eben nicht. Das ist jedoch unsinnig. Die genetische Veranlagung spielt erst auf einer hohen Leistungsstufe eine Rolle. Es ist wahr: Nicht jeder kann aussehen wie ein Arnold Schwarzenegger – selbst wenn er das wollte. Aber jeder Mann und jede Frau können durch Bodybuilding erhebliche Veränderungen an ihrem Körper erzielen.

Ich behaupte, dass es kaum einen Mann gibt, der nicht eine Muskulatur aufbauen kann, die stärker ist als jene von 99 Prozent seiner Mitmenschen. Natürlich hat der Knochenbau Einfluss darauf, wie stark man sich entwickeln kann. Der Trainingsexperte Dr. Randall J. Strossen schreibt, dass der Handgelenksumfang einen gewissen Indikator dafür abgeben könne, wie stark die Muskulatur sei, die ein Mann entwickeln könne. [5] Bei einem Handgelenksumfang von 17,5 cm, was einen ziemlich leichten Knochenbau anzeigt, könne ein Mann folgende Körpermaße aufweisen: Brustkorb 114 cm, Taille 80 cm, Oberarm 41 cm, Unterarm 33 cm, Oberschenkel 60 cm, Waden 39 cm.

Ich kann dies bestätigen, denn mein Handgelenksumfang beträgt genau 17,5 cm, ich habe also einen sehr leichten Knochenbau und eine unterdurchschnittliche Fähigkeit, Muskeln zu bilden. Aber meine Maße entsprechen etwa den genannten und verbessern sich sogar derzeit noch deutlich – und dies nach vielen Jahren Training. Ein Mann mit einem Handgelenksumfang von 20 cm (schwerer Knochenbau) kann sogar einen Armumfang von 47 cm und Oberschenkel von 69 cm entwickeln.

Die Ausrede, man habe »keine Veranlagung zur Muskelbildung«, ist also nicht überzeugend. Denn schon ein Oberarm von 41 cm und Oberschenkel von 60 cm sind durchaus beeindruckend, wenn die Person kaum Fettgewebe hat. Wenn Sie bisher bei Ihrem Training nur sehr langsam an Kraft und Muskulatur zugelegt haben, dann hat das wahrscheinlich mindestens einen der Gründe, die in der nebenstehenden Tabelle 1 aufgeführt sind.

Das sind nur einige von vielen Fehlern, die ich bei Trainierenden beobachtet habe. Deshalb habe ich dieses Buch geschrieben. Im vierten und fünften Kapitel werden all diese Punkte ausführlich besprochen.

In diesem Kapitel geht es nur um Folgendes: Selbstdisziplin, so war die Ausgangsthese, ist eine wesentliche Voraussetzung für den Trainingserfolg, aber auch eine Folge davon. Die zweite These lautete: Nur am Anfang ist ein hohes Maß an Disziplin notwendig, später wird dies zur Gewohnheit. Wenn der Sprung von der anfänglichen Selbstüberwindung zur dauernden Gewohnheit nicht erreicht wird, dann liegt das meist daran, dass sich anfangs zu geringe Erfolge einstellen.

Wenn Sie bisher noch kein systematisches Training durchgeführt haben und zuerst dieses Buch lesen – umso besser! Dann werden Sie auch schon nach wenigen Monaten sichtbare und deutliche Erfolge feststellen. Und dies wird Sie hoffentlich motivieren, weiterzumachen.

Doch auch wenn Sie schon viele Jahre trainieren, wird dieses Buch von großem Nutzen für Sie sein. Sie werden vielleicht selbstkritisch feststellen, dass Sie in der Vergangenheit eine Menge Fehler gemacht haben und zu wenig über die Trainingstheorie wussten. Ich wünsche Ihnen zumindest, dass dies so

Tab. 1 Gründe für ein wenig erfolgreiches Training

- Die Reihenfolge der Übungen, die Sie trainieren, ist falsch. So dürfen Sie niemals die Arme vor der Brust oder dem Rücken trainieren – dazu später mehr.

- Sie führen die Übungen nicht korrekt aus. Oftmals wird der Muskel nicht über den gesamten Bewegungsablauf gefordert, oder beim Herablassen des Gewichtes wird zu wenig Widerstand entgegengesetzt, sodass dieses zu rasch erfolgt.

- Sie trainieren nicht mit den richtigen Übungen. Viele Trainierende meiden Grundübungen wie Kniebeugen oder schweres Langhantelrudern und trainieren stattdessen nur mit Ergänzungsübungen an Maschinen. Manche verzichten auch gänzlich auf das schwere Beintraining, obwohl sich gerade dieses positiv auf die Entwicklung des gesamten Körpers auswirkt.

- Sie strengen sich einfach nicht genug an und beenden die Wiederholungen, obwohl Sie bei größerer Anstrengung noch mehr herausholen könnten. Oft hängt dieser Fehler damit zusammen, dass zu viele Sätze gemacht werden, sodass man nicht alle Energie in nur einen oder zwei Sätze stecken kann.

- Sie verletzen sich, weil Sie sich nicht richtig aufwärmen oder Bewegungen zu schnell ausführen. Und durch die Verletzungen werden Sie im Training zurückgeworfen und geben schließlich ganz auf.

- Sie ernähren sich falsch, nehmen z.B. nicht regelmäßig ausreichend Protein zu sich oder essen zu viele einfache Zucker oder Fett.

ist, denn dann lautet die gute Nachricht ja, dass Sie einen neuen Wachstumsschub auslösen, wenn Sie Dinge in Ihrem Training ändern. Was mich wundert, ist, dass es viele Menschen gibt, die seit Jahren durchaus regelmäßig trainieren, obwohl sich schon lange keine Fortschritte mehr einstellen. Sie finden sich irgendwann damit ab und reden sich ein, es gehe jetzt nur noch darum, die erreichte Entwicklung zu bewahren. Vielleicht glauben sie auch, sie hätten ihr genetisches Potenzial zur Muskelentwicklung schon ausgeschöpft.

Die Wahrheit ist: Wer immer das Gleiche tut, wird auch kein anderes Ergebnis erreichen. »Nichts zeugt mehr von Dummheit, als immer wieder die gleichen Dinge zu machen und andere Ergebnisse zu erwarten«, so Albert Einstein. Wenn Sie seit Jahren trainieren und keine Fortschritte mehr machen, dann müssen Sie Ihr Training grundlegend überdenken, Neues probieren.

Ich weiß es aus eigener Erfahrung, weil mir genau das passiert ist: Ich habe viele Jahre trainiert und keine Fortschritte mehr gemacht, bis ich erkannte, dass mein Wissen über das Training zu begrenzt war und ich einfach beginnen musste, mehr darüber zu lernen und zu experimentieren.

Wer behauptet, er habe bereits »alles ausprobiert«, weiß nicht, wovon er spricht. Es gibt so viele unterschiedliche Trainingsansätze und Variablen, dass es Jahrzehnte dauert, bis man wirklich alle denkbaren Kombinationen von Übungen, Reihenfolgen, Trainingsgeschwindigkeiten, Pausen usw. probiert hat. Im folgenden Kapitel führe ich Sie – bevor ich auf die konkrete Ausführung von Übungen und die einzelnen Muskelgruppen eingehe – in die Welt der verschiedenen Trainingsansätze und -theorien ein. Im ersten Augenblick wird Sie das vielleicht verwirren, weil es so scheinen könnte, als gebe es keine gesicherten Erkenntnisse, und weil es zu fast jeder Behauptung über das richtige Training eine Gegenbehauptung gibt.

*

KAPITEL 3

TRAININGSSYSTEME UND -PHILOSOPHIEN

Zu den umstrittensten Themen unter Fachautoren und Bodybuildern gehören die Fragen, wie oft man in der Woche trainieren soll, wie lange eine Trainingseinheit dauern soll und wie viele Sätze und Wiederholungen optimal für den Muskelaufbau sind. Das Meinungsspektrum hierzu ist sehr weit: Es reicht von professionellen Bodybuildern, die sechs oder sogar sieben Tage in der Woche trainieren (manchmal sogar zwei Mal am Tag), bis zu solchen, die wöchentlich drei bis vier Trainingseinheiten von jeweils 30 bis 45 Minuten für optimal halten. Die ersten nennt man Anhänger des »Volumentrainings«, während diejenigen, die weniger Trainingseinheiten für optimal halten, als Vertreter des Hochintensitätstrainings (HIT) oder auch des »Heavy Duty«-Trainings bzw. des »1-Satz-Trainings« bezeichnet werden.

a. Volumentraining

Der populärste Verfechter des sog. Volumentrainings ist zugleich der bekannteste Bodybuilder der Welt, Arnold Schwarzenegger. In seiner Auto-biografie beschreibt er, wie er jeden Tag vier oder fünf Stunden trainierte. Oft trainierte er zwei Stunden am Morgen und zwei Stunden am Abend, manchmal kam noch eine Stunde am Mittag hinzu, sodass er teilweise drei Mal täglich trainierte. [6]

Viele Bodybuilder und auch Autoren in Kraftsportzeitschriften sehen die Tatsache, dass zahlreiche erfolgreiche Bodybuilder wie etwa Arnold Schwarzenegger mit dieser Art von Training enorme Muskeln aufgebaut haben, als ausreichenden Beleg für die Wirksamkeit dieser Methode. Und in der Tat: Was sollte mehr überzeugen als das eindrucksvolle Ergebnis einer Methode? »Da Volumentraining bereits seit Jahrzehnten existiert, sind diejenigen Athleten, die es mit Erfolg angewandt haben, mehr als genug Beweis für seine Produktivität«, so argumentiert David Sandler in einem Beitrag für das Bodybuilding-Magazin *Flex.* [7]

Doch die Überlegenheit dieser Trainingsmethode werde auch durch neue wissenschaftliche Untersuchungen belegt, so führen die Verfechter des Volumentrainings an. Eine im *Journal of Strength and Conditioning Research* veröffentlichte Studie wird als Beleg dafür herangezogen, »dass im Vergleich zu einem Training mit niedrigem Volumen ein Training mit mehr Sätzen sowohl den Muskelquerschnitt (also die Größe des Muskels) als auch die Gesamtkraft erhöhte«. [8]

In den Anfängen des Bodybuildings wurde oftmals der ganze Körper drei Mal in der Woche trainiert. Dieses Prinzip behielten zunächst auch Bodybuilder der 1970er Jahre bei, die drei Mal pro Woche trainierten. [9] Dabei wandten diese jedoch die sog. Splitmethode an: Sie trainierten nicht mehr den ganzen Körper in einem einzigen Training, sondern teilten den Körper nach Muskelgruppen auf. An einem Tag wurden z.B. Brust, Schulter und Trizeps trainiert, am nächsten Rücken und Bizeps und am dritten Tag die Beine. Es gibt zahlreiche unterschiedliche Möglichkeiten, das Training aufzuteilen – wir werden später darauf zurückkommen.

In den 1980er und 1990er Jahren setzte sich dann ein Trainingssystem durch, bei dem die Muskeln nicht mehr drei Mal, sondern nur noch zwei Mal in der Woche trainiert wurden. Heute hingegen trainieren viele Bodybuilder den Muskel nur noch einmal in der Woche. Allerdings gibt es auch heute Autoren, die der Meinung sind, man solle durchaus den ganzen Körper täglich trainieren, wenn auch mit unterschiedlichen Schwerpunkten. Im

Abschnitt c) über »Splittraining oder Ganzkörpertraining« werde ich darauf eingehen.

Anders als die Vertreter des »Hochintensitätstrainings«, des »Heavy Duty«- oder »1-Satz-Trainings« haben sich die Anhänger des Volumentrainings nicht so stark darum bemüht, diesen Trainingsansatz theoretisch zu untermauern, zu begründen und in Büchern zu propagieren. Der Grund dafür ist jedoch nicht, dass es dafür keine theoretischen Begründungen gäbe, sondern dass das Volumentraining von den meisten professionellen Bodybuildern bevorzugt wird und man so der Meinung ist, der Erfolg spreche eine klare Sprache. Die Anhänger des Hochintensitätstrainings waren dagegen die »Rebellen«, die sich gegen vorherrschende Denkweisen und Trainingsmethoden sowie gegen »Autoritäten« in der Bodybuilding-Szene stellten und die daher größere Anstrengungen unternahmen, die Überlegenheit ihres Ansatzes theoretisch zu begründen und ihn zu propagieren.

b. Hochintensitätstraining

Die Meinung, dass ein Training an sechs Tagen in der Woche (evt. sogar zwei Mal täglich) optimal für den Muskelaufbau sei, blieb also nicht unwidersprochen. Ein prominenter Kritiker dieses Ansatzes war Arthur Jones, der Erfinder der Nautilus-Maschinen. Nach seiner Meinung bedeutete ein Training an sechs Tagen in der Woche eine Überforderung des Körpers, der nicht mehr genug Zeit habe, sich zu erholen. Muskelwachstum, so sein Argument, finde ja schließlich gerade nicht im Studio beim Training statt, sondern in den Ruhephasen. Er empfahl daher, den gesamten Körper nur zwei oder drei Mal in der Woche zu trainieren, und zwar jeweils für maximal zwei Stunden. Nach jedem Training sollte mindestens ein Ruhetag eingelegt werden. Statt der damals üblichen vier oder fünf Sätze pro Übung empfahl Jones, nur zwei Sätze auszuführen, diese jedoch mit maximaler Intensität.

War das alles nur Theorie? Oder ließen sich damit auch praktische Erfolge erzielen? Zum Kronzeugen für die Theorien von Jones wurde zunächst der erst 19 Jahre alte Bodybuilder Casey Viator, der 1971 den Mr.-America-Titel errang. Viator trainierte insgesamt nur vier Stunden in der Woche, während die Vertreter des klassischen Volumentrainings oftmals 20 bis 30 Stunden in der Woche trainierten. So wie Jones dies propagierte, trainierte Viator den ganzen Körper 80 Minuten lang, und dies drei Mal in der Woche. [10] Bei der Mr.-Olympia-Wahl im Jahr 1982 errang er den dritten Platz, hängte jedoch danach den Wettkampfsport an den Nagel, weil er das Gefühl hatte, um seinen Titel betrogen worden zu sein. [11]

Einer, der durch den erstaunlichen Erfolg von Casey Viator neugierig geworden war, war der junge Bodybuilder Mike Mentzer. »Mike ließ nicht locker«, erinnerte sich Viator. »Er wollte ganz genau wissen, wie ich in den zwölf Monaten vor dem Wettkampf trainiert hatte… Ich erzählte ihm, dass Arthur Jones mich nur dreimal die Woche trainieren ließ. Er ließ mich meine 20 Sätze pro Körperpartie über Bord werfen und weniger, aber dafür härter und sehr intensiv trainieren.« [12]

Mentzer wurde in den 70er Jahren der prominenteste Verfechter des Hochintensitätstrainings, das er »Heavy Duty« nannte. Ebenso wie Jones lehnte er das klassische Volumentraining ab. Was zähle, sei die Intensität, nicht die Dauer des Trainings. Mentzer zog oft den Vergleich zwischen einem Sprinter und einem Marathonläufer: Man könne nicht lang und intensiv zugleich trainieren, also keinen Marathon mit der Intensität eines Sprinters laufen. Sprinter hätten mehr Muskeln als Marathonläufer, und dies zeige, dass Intensität der entscheidende Faktor sei.

Die Alternative laute, so Mentzer: Entweder trainiere man lange *oder* intensiv – beides zugleich gehe nicht. »Muskelkontraktionen von hoher Intensität sind eine Voraussetzung für die Anregung einer schnellen und merklichen Steigerung von Muskelmasse und Körperkraft. Da solch ein Training brutal ist, ist es nicht möglich, in jedem Training viele Kontraktionen von hoher Intensität auszuführen. Das bedeutet, dass Sie entweder hart oder lange trainieren können, aber nicht hart und lange.« [13] Mentzer empfahl zunächst drei bis vier kurze Trainingseinheiten pro Woche.

Anders als Jones propagierte er jedoch ein Split-System, bei dem z.B. an einem Tag Drückübungen (Brust, Schulter, Trizeps), an einem anderen Zugübungen (Rücken, Bizeps) trainiert werden sollten. Mentzer betonte, dass es nicht ausreiche, wenn man lediglich den einzelnen Muskelgruppen genug Zeit gebe, sich von dem intensiven Training zu erholen. Schließlich belaste das hochintensive Training den ganzen Körper. Deshalb solle zwischen zwei Trainingstagen mindestens ein Ruhetag liegen, an dem sich der Körper von der Belastung ausreichend erholen könne. Wer mehr trainiere, riskiere ein Übertraining.

Der Respekt – oder die Furcht – vor einem Übertraining ist eines der wichtigsten Argumente der Anhänger des Hochintensitätstrainings. Mentzer und andere Verfechter weisen immer wieder darauf hin, dass sich die Kraft rascher steigern lasse als die Regenerationsfähigkeit des gesamten Körpers. Je erfahrener ein Bodybuilder sei und je intensiver er trainieren könne, desto größer sollten daher die Ruhepausen zwischen den Trainingseinheiten sein.

Mentzers Theorien klangen für viele durchaus plausibel, und er selbst entwickelte eine erstaunliche Muskelmasse und konnte beeindruckende Erfolge auch bei Wettkämpfen erzielen. Bei der IFBB-Amateur-Weltmeisterschaft im Jahre 1978 gewann er mit einer Idealnote von 300 Punkten – jeder Kampfrichter im Gremium hatte für Mentzer gestimmt. [14] Allerdings wurde er bei der Mr.-Olympia-Wahl im Jahre 1980 nur fünfter – eine umstrittene Entscheidung in einem Wettkampf, den Arnold Schwarzenegger gewann.

Doch der Trainingsansatz des Hochintensitäts-Trainings, wie er von Jones und Mentzer propagiert wurde, gewann zunehmend Anhänger. Der erfolgreichste von ihnen war zweifelsohne der Brite Dorian Yates, der 1991 Mr. Olympia wurde – nur neun Jahre, nachdem er das erste Mal ein Bodybuilding-Studio betreten hatte. Er dominierte die Bodybuilding-Szene in den Jahren 1992 bis 1997, in denen er den Mr. Olympia gewann, und trat dann ungeschlagen vom Wettkampfsport zurück.

Seine Trainingsphilosophie erläuterte Yates in dem 1993 erschienenen Buch »Blood and Guts«, aus meiner Sicht eines der besten Bücher über Bodybuilding. Auch Yates trainierte in der Regel nur an vier Tagen in der Woche. Er trainierte am ersten Tag Schulter und Trizeps, am zweiten Tag den Rücken. Nach einem Tag Pause trainierte er dann am vierten Tag Brust und Bizeps und am fünften Tag die Beine. [15] Auch er lehnte eine hohe Zahl von Sätzen ab und erklärte, dass er in der Regel nur zwei Sätze pro Übung ausführe, natürlich nach den notwendigen Aufwärmsätzen, die dabei nicht mitgezählt sind. Später ging er dazu über, nur noch einen einzigen Satz pro Übung durchzuführen.

Die meisten Bodybuilder, so seine These, führten zu viele Trainingseinheiten durch und absolvierten zu viele Sätze pro Übung – aber leider mit einer zu geringen Intensität. Worauf es ankomme, sei, ständig die Intensität zu steigern, nicht das Volumen des Trainings. Im Gegenteil. So wie Jones und Mentzer betonte auch er: »Wenn Sie an Masse und Kraft zulegen, belasten Sie stärker Ihre Fähigkeit, sich zu regenerieren. Und wenn Sie beim Training alles geben, dann können Sie nicht so oft trainieren, damit Sie sich vollständig erholen.« [16]

Die Grundlagen des 1-Satz-Trainings bzw. des Hochintensitätstrainings sind am besten in den beiden gleichnamigen Büchern von Dr. Dr. Jürgen Gießing dargestellt. Im Einzelnen unterscheiden sich die Ansätze, aber bestimmte Grundüberzeugungen sind allen gemeinsam: Die große Gefahr für viele Bodybuilder sei das Übertraining. Dieses werde ausgelöst durch zu viele Trainingseinheiten pro Woche, zu viele Übungen pro Training und zu viele Sätze pro Übung. Weniger ist mehr, so die Überzeugung der Anhänger dieser Trainingsmethode.

Das Argument, dass viele Bodybuilder nach dem klassischen Volumentraining erfolgreich waren und Titel errangen, lassen die Vertreter des Hochintensitätstrainings nicht gelten. Ihr Gegenargument: Niemand wisse, ob diese Bodybuilder nicht mit einer anderen Methode wie dem Hochintensitätstraining noch erfolgreicher gewesen wären. Mentzer räumt ein, dass der Körperbau der Bodybuilder, die nach dem Volumenprinzip trainieren, »zum Teil wohl das Ergebnis eines solchen Trainings ist, doch gilt das in gleichem Maße für den Körperbau all der Versager, deren Zahl immens hoch ist. Darüber hinaus ist es ein Fehler, auf den sichtbaren Erfolg einiger Dutzend Titelgewinner hinzuweisen und dies als unwiderlegbaren Beweis für die Wirksamkeit einer bestimmten Trainingsmethode zu betrachten«. [17]

Und selbst wenn man mit dem klassischen Volumentraining das gleiche Ergebnis erzielen könne, dann sei doch das Hochintensitätstraining schon deshalb vorzuziehen, weil es zweifelsohne das zeiteffizientere System sei. Wer die Wahl habe, das gleiche Ergebnis mit vier oder mit 20 Stunden Training pro Woche zu erzielen, werde sich nur dann für die 20 Stunden entscheiden, wenn ihm nichts anderes einfiele, als einen Großteil seiner Freizeit im Studio zu verbringen und Gewichte zu stemmen.

c. Splittraining oder Ganzkörpertraining?

Wie bereits erwähnt, dominierte in den Anfängen des Bodybuildings das Ganzkörpertraining. Meist wurde drei Mal in der Woche der gesamte Körper trainiert, zum Beispiel Montags, Mittwochs und Freitags. Später setzt sich dann das Splittraining durch. Die Grundüberlegung des Splittrainings lautet, dass man kürzere Trainingseinheiten absolvieren solle, bei denen jeweils nur eine, zwei oder maximal drei Muskelgruppen trainiert werden. Denn wer den ganzen Körper trainiert, hat z.B. nach einem anstrengenden Beintraining keine Kraft mehr, auch noch den Rücken oder die Brust intensiv zu trainieren.

Wie man die Muskelgruppen auf die verschiedenen Tage aufteilt, hängt von unterschiedlichen Faktoren ab. Wer es für ausreichend hält, jeden Muskel nur einmal in der Woche zu trainieren, kann es sich leisten, an jedem Trainingstag nur eine oder zwei Muskelgruppen zu bearbeiten. Wer dagegen jeden Muskel zwei Mal in der Woche trainieren will, kann sich für ein anderes Schema entscheiden, nach dem ich selbst derzeit trainiere (siehe Tabelle 2 auf der folgenden Seite).

Tab. 2 Aufteilung des Trainings auf mehrere Tage

Jeder Muskel 1x pro Woche trainiert	Jeder Muskel 2x pro Woche trainiert
Tag 1: Beine (Quadrizeps, Beinbizeps, Wade)	Tag 1: Brust, Schulter, Trizeps
Tag 2: Rücken	Tag 2: Beine
Tag 3: Brust	Tag 3: Rücken, Bizeps, Bauch
Tag 4: Pause	Tag 4: Pause
Tag 5: Schultern	Tag 5: Brust, Schulter, Trizeps
Tag 6: Arme (Bizeps, Trizeps, Unterarm)	Tag 6: Beine
Tag 7: Pause	Tag 7: Rücken, Bizeps, Bauch

Nach welchem Programm man vorgeht, hängt davon ab, ob man ein einmaliges oder ein zweimaliges Training jeder Muskelgruppe pro Woche für optimal hält. Ich werde später darauf zurückkommen. Die beiden Beispiele sind nur zwei von sehr vielen Möglichkeiten für die Aufteilung des Körpers. Weitere Beispiele für Splitprogramme zeigt Tabelle 3.

Es gibt zahlreiche weitere Variationen für Splitprogramme – und im Kapitel 4 werden wir darauf zurückkommen, welche Argumente für welche Art der Aufteilung sprechen.

Doch obwohl sich verschiedene Formen des Splittrainings durchgesetzt haben, soll nicht verschwiegen werden, dass es auch nach wie vor Anhänger des Ganzkörpertrainings gibt. Christian Zippel vertritt in seinem Buch »HFT – Hochfrequenztraining & Auto-Regulation« einen völlig anderen Ansatz, nach dem der ganze Körper täglich trainiert wird. Sein Vorschlag lautet, an mindestens fünf Tagen in der Woche jeweils drei Übungen durchzuführen, die den ganzen Körper beanspruchen. Das können Ganzkörperübungen wie Kniebeugen oder Kreuzheben sein, Drückübungen wie Dips oder stehendes

Tab. 3 Weitere Beispiele für Splitprogramme

Dennis James' Trainingssplit [18]
Tag 1: Brust, Bizeps
Tag 2: Quadrizeps, Beinbizeps, Waden
Tag 3: Rücken
Tag 4: Schultern und Trizeps
Tag 5: (Wiederholung: In jeder Woche wird eine andere Körperpartie 2x trainiert)
Tag 6: Ruhe
Tag 7: Ruhe

Ronnie Colemans Trainingssplit [19]
Tag 1: Rücken, Bizeps, Schulter, Waden, Bauch
Tag 2: Quadrizeps, Beinbizeps, Bauch
Tag 3: Brust, Trizeps, Waden
Tag 4: Rücken, Bizeps, Bauch
Tag 5: Quadrizeps, Beinbizeps
Tag 6: Brust, Trizeps, Schultern, Bauch
Tag 7: Ruhe

Fred Smalls Trainingssplit [20]
Tag 1: Brust, Waden
Tag 2: Schultern, Bauch
Tag 3: Rücken
Tag 4: Arme, Waden
Tag 5: Beine
Tag 6: Ruhe
Tag 7: Ruhe

Ed Nunns Trainingssplit [21]
Tag 1: Quadrizeps
Tag 2: Brust, Trizeps
Tag 3: Rücken
Tag 4: Schultern
Tag 5: Brust (oder Ruhe)
Tag 6: Bizeps, Beinbizeps, Gesäß, Waden
Tag 7: Rücken

Jay Cutlers Trainingssplit
Tag 1: Brust, Trizeps, Waden
Tag 2: Quadrizeps, Beinbizeps
Tag 3: Schultern, Bizeps, Waden
Tag 4: Rücken

Tony Freemans Trainingssplit [22]
Tag 1: Quadrizeps, Beinbizeps, Gesäß
Tag 2: Rücken, Trapezmuskeln, hintere Schulter
Tag 3: Brust, Schultern, Bizeps, Trizeps
Tag 4: Quadrizeps, Beinbizeps, Gesäß
Tag 5: Rücken, Trapezmuskeln, hintere Schulter
Tag 6: Brust, Schultern, Bizeps, Trizeps

Drücken und Zugübungen wie Klimmzüge oder vorgebeugtes Rudern. Aus diesen drei Kategorien soll in jeder Trainingseinheit immer eine Variation dieser Übungen trainiert werden, also bei jedem Training eine Ganzkörperübung, eine Zugübung und eine Drückübung. [23]

Mit einem solchen Programm, so Zippel, werde der Körper jeden Tag und bei jeder Übung abwechslungsreich gefordert. Der Körper könne sich so gar nicht an ein bestimmtes Trainingssystem gewöhnen. »Die sich bei starren Trainingsplänen rasant einstellende Gewöhnung wird hier dauerhaft umgangen, worauf dem Körper nichts anderes übrig bleibt, als mit deutlichen Wachstumsschüben zu reagieren.« [24] Normalerweise, so Zippel, trainiere der durchschnittliche Athlet seinen gesamten Körper ein bis zwei Mal die Woche, also knapp vier bis acht Mal im Monat. Beim Hochfrequenztraining werde der Körper dagegen 24 Mal im Monat trainiert, also so oft, wie bei herkömmlichen Systemen nur in drei bis sechs Monaten.

Die Befürchtung, dies werde zu einem schädlichen Übertraining führen, sei ebenso unbegründet wie die Meinung, der Körper brauche angeblich mindestens 48 Stunden zur Regeneration. In vielen Leistungssportarten – so auch im Gewichtheben – sei es absolut üblich, den Körper täglich zu trainieren, und die Sportler litten auch nur selten unter Übertraining.

Auch der Autor Dr. Randall Strossen empfiehlt ein Ganzkörpertraining an drei Tagen pro Woche. Im Mittelpunkt steht dabei ein extrem hochintensiver Satz mit 20 Kniebeugen, ergänzt durch wenige weitere Sätze mit sog. Grundübungen wie etwa Bankdrücken, vorgebeugtes Rudern oder Nackendrücken. [25]

d. Das Instinktprinzip

Von Joe Weider, der als »Trainer der Champions« bezeichnet wurde und nach dem die »Weider-Trainingsprinzipien« benannt wurden, stammt das sog. Instinktprinzip. Am besten theoretisch beschrieben und untermauert hat es jedoch Christian Zippel, wenn er schreibt: »Unsere unbewusst arbeitende

Intuition zeichnet sich dabei durch enormes Feingefühl aus. Sie weiß über all die Veränderungen und Entwicklungen unseres Lebens Bescheid, während wir davon kaum etwas bemerken und schlussendlich nur durch das berühmte Bauchgefühl zu spüren bekommen, zu welchem Schluss sie gekommen ist. Unsere bewusste Vernunft hingegen ist nur der Gipfel des Eisbergs, nur ein Taschenrechner im Vergleich zum Hochleistungsrechner unserer Intuition.« [26]

In der Tat hat schon der amerikanische Erfolgsautor Joseph Murphy in seinem Bestseller »Die Macht Ihres Unterbewusstseins« immer wieder betont, dass unser Unterbewusstsein eine Schatztruhe ist, die viele Informationen enthält, die wir bewusst gar nicht abrufen könnten. Der renommierte Wirtschaftswissenschaftler und Philosoph Friedrich August von Hayek sprach vom »verborgenen Wissen«. Wer zu viel plane und konstruiere, lasse bereits vorhandenes Wissen brachliegen und verzichte ganz auf die Generierung neuen Wissens, so Hayek. Andere Autoren sprechen vereinfacht vom »Bauchgefühl«, das bei manchen Entscheidungen eine bessere Basis sei als der Verstand.

So wie ein Unternehmer nach der Theorie von Hayek über »verborgenes Wissen« verfügt, in dem sich oft jahrzehntelange Erfahrungen zusammenfassen, so verfügt auch ein lange Jahre trainierender Bodybuilder über einen reichhaltigen Erfahrungs- und Wissensschatz, der die Basis darstellt, wenn er nach dem sog. Instinktprinzip trainiert.

Wer nur nach einem vorgefassten Trainingsplan trainiert, den er in einer Zeitschrift gelesen oder von einem Trainer im Sportstudio aufgeschrieben bekommen hat, wird nur in begrenztem Maße erfolgreich sein. Sie haben in diesem Kapitel gesehen, dass es gute Argumente für und wider verschiedene Trainingssysteme gibt. Tatsache ist, dass es sowohl sehr erfolgreiche Bodybuilder gibt, die nach dem Volumenprinzip trainieren, als auch solche, die mit Methoden des Hochintensitätstrainings erfolgreich waren. Am Ende werden Sie sich zunächst für ein Trainingssystem entscheiden, das Ihnen am meisten einleuchtet und auch zu Ihren zeitlichen Möglichkeiten und zu Ihrer

Mentalität passt. So wie es beim Laufen »Marathon«- und »Sprinter-Typen« gibt, so ist das auch beim Kraft- und Bodybuildingtraining.

Das sog. Instinktprinzip hat also durchaus seine Berechtigung, aber es hat auch seine Grenzen. Wenn Ihnen Ihr »Instinkt« sagen würde, Sie sollten die Reihenfolge umdrehen und statt Rücken, Bizeps und Unterarme zu trainieren mit den Unterarmen beginnen, um dann zum Bizeps überzugehen und am Schluss den Rücken zu trainieren, dann wäre das abwegig. Logische Überlegungen zeigen, wie Sie im folgenden Kapitel sehen werden, dass eine solche Trainingsreihenfolge unsinnig wäre.

Jenseits der kontroversen Themen gibt es glücklicherweise eine Reihe von Grundsätzen, Erfahrungen und Überlegungen, die weniger strittig sind. Und es gibt eine Reihe von Techniken und Grundsätzen für die Ausführung von Übungen mit Hanteln oder an Geräten, von denen noch gar nicht die Rede war und die Sie kennenlernen sollten, bevor wir im Kapitel 5 auf die einzelnen Übungen eingehen.

*

KAPITEL 4

DAS TRAINING – INTENSITÄT UND EXPERIMENTIERFREUDIGKEIT

a. Wie oft und wie lange trainieren?

Wir haben bereits gesehen, dass es zu diesem Thema sehr viele unterschiedliche Meinungen gibt. Woran sollen Sie sich halten? Je nachdem, wie viel Zeit Sie haben, ist ein Training, das Sie mindestens drei Mal in der Woche für eine Stunde absolvieren, sinnvoll. Andererseits sollten Sie auch nicht häufiger als sechs Mal in der Woche für etwa eine Stunde trainieren.

Eine Stunde? Genügt dies wirklich? Ich glaube, in der Regel genügen sogar 45 Minuten. Mein eigenes Training war nie länger als eine Stunde und manchmal dauerte es auch nur eine halbe Stunde. Dagegen sehe ich viele Trainierende in Fitnessstudios, die dort zwei oder drei Stunden verbringen. Das sind oft genau jene Leute, die nach ein paar Monaten Training behaupten, sie hätten »keine Zeit«, um zu trainieren. Kein Wunder, wenn man glaubt, soviel Zeit im Studio verbringen zu müssen.

Schaut man genauer hin, womit diese Leute ihre zwei oder drei Stunden verbringen, wird man nicht selten feststellen, dass sie einen Gutteil der Zeit damit verbringen, sich mit anderen Leuten im Studio zu unterhalten. Ich tue das nie während des Trainings, sondern allenfalls einmal danach für einige Minuten. Ich komme ins Studio, um zu trainieren, nicht um soziale Kontakte zu pflegen. Wenn ich in das Studio gehe, habe ich das Ziel, ein wirksames Training durchzuziehen, das dem Muskelaufbau dient. Schon der schottische

Philosoph Thomas Carlyle wusste: »Wenn er all seine Kräfte auf ein einziges Ziel richtet, kann auch der Schwächste etwas erreichen, während selbst der Stärkste, der die seinen verzettelt, vielleicht zu gar nichts kommt.« Dies gilt auch und gerade für das Training, übrigens in jeder Sportart.

Der zweite Grund, warum viele Trainierende so lange Zeit im Sportstudio verbringen, ist, dass sie viel zu viele Übungen und Sätze ausführen, die völlig überflüssig sind. Manchmal können die Sportler nicht einmal zutreffend angeben, auf welchen Muskel eine bestimmte Übung, die sie ausführen, wirken soll. Weniger ist in der Regel mehr! Dorian Yates ist Mr. Olympia geworden, indem er für die Brust und die Beine drei Übungen ausführte, für den Rücken vier oder fünf Übungen und für Bizeps, Trizeps, Schultern und Waden je zwei Übungen. Und von diesen Übungen führte er – nach dem Aufwärmen – jeweils nur einen oder zwei schwere Sätze durch. [27] Dies genügt auch für Sie! Und dann kommen Sie mit einer Stunde Training auch gut hin. Sie müssen nur die richtigen Übungen auswählen und diese korrekt durchführen – dazu später mehr.

Warum ist es in der Regel besser, weniger Sätze zu trainieren? Wenn Sie schon vorher wissen, dass Sie vier oder fünf Sätze für einen Muskel durchführen, werden Sie sich vielleicht bei den ersten Sätzen etwas »zurückhalten«. Zumindest sagt Ihnen Ihr Unterbewusstsein, dass es ja nicht unbedingt auf genau *diesen* Satz ankommt, da Sie ja danach noch weitere Sätze durchführen und es vielleicht wieder »gutmachen« können, wenn Sie bei *diesem* Satz nicht alles gegeben haben. Aber genau darauf kommt es an! Wenn Sie die Wahl haben, vier oder fünf Sätze auszuführen, bei denen Sie nicht alles geben, oder einen einzigen Satz, in den Sie alle Anstrengung hineinlegen, dann ist die zweite Alternative die bessere.

Ob Sie einen oder zwei Sätze ausführen, sollten Sie Ihrem Instinkt überlassen. Manchmal werden Sie nach einem Satz das Gefühl haben, dass Sie alles, wirklich alles, gegeben haben: Sie haben vielleicht sogar einen neuen persönlichen Rekord aufgestellt, also mehr Gewicht als je zuvor mit dieser Übung geschafft oder aber mehr Wiederholungen ausgeführt. Ihr Unterbewusstsein sagt Ihnen deutlich, ob es ein perfekter Satz war oder nicht. Wenn der Satz perfekt war, warum dann einen zweiten hinzufügen?

Allerdings sollten Sie nicht immer auf dieser Intensitätsstufe trainieren – das ist auch gar nicht möglich. Nach einer Erkältung oder Grippe, bei der Sie auf keinen Fall trainieren sollten, sind Sie ohnehin etwas schwächer und sollten sich etwas zurückhalten. Hie und da werden auch kleinere Verletzungen nicht ausbleiben, die Sie dazu zwingen, mit geringerer Intensität zu trainieren.

In manchen Büchern wird empfohlen, bestimmte Trainingszyklen zu befolgen, in denen Sie mit höherer oder geringerer Intensität trainieren. Das kann sinnvoll sein, aber oft ergibt sich die unterschiedliche Intensität aufgrund Ihrer unterschiedlichen Tagesform, Leistungsfähigkeit und Motivation, die nicht immer gleich gut sind. Das sollten Sie akzeptieren, und ich denke, es ist besser, wenn Sie hier Ihrem Instinkt folgen als einem vorgefertigten Plan mit Periodisierungen. Warum sollten Sie sich zwingen, mit niedrigerer Intensität zu trainieren, wenn Sie voller Kraft stecken, nicht verletzt sind und Lust haben, alles zu geben? Nur weil dies ein starrer Plan so vorsieht?

Zurück zur Frage, wie oft und wie lange Sie trainieren sollten: Die meisten, die dieses Buch lesen, werden einem mehr oder minder anstrengenden Job nachgehen, und für manch einen ist das auch die Ausrede, er habe »keine Zeit«, um zu trainieren. Ich finde, das ist in jedem Fall eine Ausrede: Ich habe in meinem Leben immer sehr viel gearbeitet, als Manager oder heute als Unternehmer. Aber ich habe immer die Zeit gefunden, zu trainieren. Allerdings habe ich eben auch nie länger als eine Stunde trainiert, und manchmal auch erst spät abends oder nachts.

Zuletzt habe ich das Fitnesscenter gewechselt, weil das Sportstudio, wo ich jetzt trainiere, bis um 24 Uhr geöffnet hat, während das Studio, in dem ich zuvor war, bereits um 23 Uhr schloss. Ich wollte die Möglichkeit haben, wenn ich erst spät abends mit dem Flugzeug von Frankfurt oder München nach Berlin zurückkehrte, auch noch um 23 Uhr zu trainieren. Ein befreundeter Unternehmer steht dagegen jeden Morgen um fünf Uhr auf, um von sechs bis sieben sein tägliches Training zu absolvieren. Ich selbst wäre danach zu geschafft, möchte nach dem Training lieber schlafen. Und für mich ist das Training auch der ideale »Puffer« zwischen der Arbeit und dem Nachtschlaf, denn hier bekomme ich den Kopf frei und kann gut »abschalten« oder manchmal auch Aggressionen abbauen, die sich vielleicht tagsüber bei der Arbeit aufgebaut haben.

Am Wochenende habe ich immer trainiert, denn am Samstag oder am Sonntag findet man stets die Zeit, eine Stunde ins Sportstudio zu gehen. Wenn Ihnen das Training, wie im zweiten Kapitel beschrieben, zur selbstverständlichen Gewohnheit geworden ist, werden Sie sich gar keine Gedanken mehr darüber machen, ob Sie »Zeit« für das Training haben oder nicht. Sie werden die Zeit finden.

b. Korrekte Ausführung, Muskelgefühl und Tempo der Bewegung

Einerseits müssen Sie schwere Gewichte bewegen, um Ihre Muskeln aufzubauen. Nur wenn Sie stärker werden, wachsen auch Ihre Muskeln. Deshalb sollten Sie so oft und so lange wie möglich die Gewichte steigern, die Sie bewegen. Mir ist es über mehrere Monate hinweg gelungen, bei jedem einzelnen Training 2,5 Kilo mehr auf die Kniebeugenstange zu legen. Während ich anfangs 20 Wiederholungen mit nur 90 Kilo schaffte, waren es nach einigen Monaten dann 20 Wiederholungen mit 140 Kilo.

Hohe Gewichte sind also wichtig, aber sie sind nicht alles. Sonst wären Gewichtheber und Kraftdreikämpfer die muskulösesten Männer und nicht Bodybuilder. Beim Bodybuilding kommt es sehr stark auf das Muskelgefühl an. Sie müssen eine geistige Verbindung zu dem Muskel herstellen, den Sie trainieren, und die Spannung fühlen. »Trainieren ist eine mentale Aktivität«, so Vize-Mr. Olympia Kai Greene. »Der Kopf entscheidet darüber, ob sie profitabel ist oder vergeudet.« [28]

Bekannt ist auch der Ausspruch von Arnold Schwarzenegger: »Durch meine Bodybuilding-Karriere hindurch habe ich ständig bei mir selbst Tricks angewendet. Deswegen habe ich begonnen, meinen Bizeps als Berglandschaft zu betrachten, nicht als Fleisch und Blut. Indem ich meinen Bizeps als Berglandschaft sah, wuchs er schneller und größer, als er das getan hätte, wenn ich ihn nur als Muskel gesehen hätte.« [29]

Der Bodybuilder Mark Dugdale berichtet von einem Training mit Dorian Yates, bei dem es ihm darum ging, sein Rückentraining zu verbessern. »Was ich tun musste«, so Dugdale, »war, meine Gewichte verringern und mich weniger darum zu kümmern, die Hantel von Punkt A nach B zu bewegen, sondern vielmehr in der Lage zu sein, es nach hinten zu kriegen, eine volle Kontraktion zu erzielen und diese für den Bruchteil einer Sekunde zu halten.« [30]

Sie werden merken, dass es Ihnen bei manchen Muskeln leichter gelingt, die geistige Verbindung zum Muskel herzustellen und das »Muskelgefühl« zu spüren, als bei anderen. Und Sie werden feststellen, dass genau die Muskeln, in denen Sie am leichtesten das »Pumpgefühl« bekommen, das entsteht, wenn das Blut in die Muskeln strömt, auch am besten entwickelt sind. Und dass umgekehrt jene Muskeln, zu denen Sie nur schwer eine mentale Verbindung herstellen können und in denen Sie kein so intensives »Pumpgefühl« spüren, in der Regel Ihre Schwachpunkte sind.

Gerade bei den Muskeln, die man beim Training nicht sieht, ist es nicht so einfach, das richtige Muskelgefühl zu entwickeln, also beim Rücken und beim Beinbizeps. Hören wir noch einmal Kai Greene: »Eine starke Geist-Muskel-Verbindung ist bei den Beinbizeps besonders wichtig, weil man nicht sehen kann, wie sie arbeiten. Du musst sie bei jeder Wiederholung arbeiten spüren, von der vollen Dehnung bis zur vollen Kontraktion. Die meisten Leute absolvieren ihre Wiederholungen hastig, um mehr Gewicht zu bewältigen, ohne sich mit ihren Beinbizeps mental zu verbinden und ihnen starke Kontraktionen abzufordern.« [31]

In enger Verbindung mit dem Muskelgefühl steht das Tempo, mit dem Sie eine Bewegung ausführen. Im Folgenden ist von der »positiven« und der »negativen« Bewegungsphase die Rede. Zur Erläuterung: Die positive Phase ist die, in der das Gewicht nach oben gebracht wird, die negative Phase ist jene, bei der das Gewicht – gegen die Schwerkraft – gebremst nach unten gelassen wird.

Zunächst zur positiven Bewegungsphase: Wer sich nur darauf konzentriert, möglichst hohe Gewichte »irgendwie« hochzuwuchten, riskiert nicht nur Verletzungen, sondern dem wird es auch schwerfallen, die mentale Verbindung zum Muskel herzustellen. Denn er konzentriert sich ja dann bei seiner Bewegung ganz und gar auf das Stemmen des Gewichts und nicht auf die Spannung im Muskel, auf die es jedoch vor allem ankommt. »Viele Leute haben von meinem Training einen falschen Eindruck«, erklärt der ehemalige Mr. Olympia Jay Cutler. »Sie glauben, ich würde beim Training nicht so viel Gewicht auflegen, wie ich eigentlich könnte. Ich betone aber immer wieder, dass ich ganz bewusst meine Muskeln bis zum äußersten Maximum anstrenge und noch nie wirklich verletzt war. Das Gewicht ist dabei eigentlich zweitrangig. Ich will meine Muskeln vor allem mit konzentrierter Anspannung, großem Trainingsvolumen und kurzen Pausen beanspruchen.« [32]

Wie also sollen Sie die Bewegung ausführen? Zunächst ist es wichtig, dass Sie die Bewegung über ihren vollen Radius ausführen. Ich beobachte manche Sportler, die z.B. an der Beinpresse nur die Hälfte des möglichen Weges zurücklegen, weil sie dann natürlich mehr Gewicht auflegen können. Entweder wissen sie zu wenig über das Training, oder ihr Ego und das Bedürfnis, andere Trainierende im Studio mit einem hohen Gewicht zu beeindrucken, sind zu groß. Mich beeindruckt es nicht, wenn jemand eine Bewegung nur zur Hälfte ausführt. Solche partiellen Wiederholungen können allenfalls sinnvoll sein, nachdem man mindestens sechs bis acht korrekte Wiederholungen über den vollen Bewegungsumfang ausgeführt hat – doch dazu mehr im nächsten Abschnitt.

»Stärke und Muskelzuwachs«, so der 129 Kilogramm schwere Mr. Olympia Ronnie Coleman, »sind für mich das Ziel beim Training, jedoch darf das auf keinen Fall zu Lasten der vollen Bewegung bei jeder einzelnen Wiederholung gehen. Diese Antwort gebe ich jedem, der mich fragt, was die wichtigste

Technik bei der Ausführung einer Übung ist. Um jede Faser im Muskel zu trainieren und möglichst viel Blut durch das Gewebe zu pumpen, braucht man unbedingt die volle Streckung und die volle Kontraktion. Wenn man über den gesamten Bewegungsspielraum seine Muskeln beansprucht, dann können sie gar nicht anders als wachsen.« [33] Die Regel sollte sein: Nutzen Sie den gesamten Bewegungsradius, gleichgültig ob Sie mit Kurz- und Langhanteln oder mit Maschinen trainieren. Das Gewicht bei einer Maschine sollte in der negativen Bewegungsphase dabei den Gewichtsstapel fast, aber nicht ganz berühren.

Allerdings muss man zwischen verschiedenen Übungen differenzieren, was genau mit dem vollen Bewegungsumfang gemeint ist. Der Unterschied wird deutlich beim Vergleich zwischen einem Bizepscurl mit der Langhantel und Beinstreckungen an einer Beinstreckmaschine. Wenn Sie beim Bizepscurl die Hantel zu weit nach oben, in Richtung Brust, curlen, steht das Gewicht in der Senkrechten, was die Belastung am Satzende verringern würde. Sie müssen die Bewegung also vorher stoppen. Beim Beinstrecken an der Maschine dagegen ist der Muskel am Schluss der Bewegung, wenn Sie die Knie durchgestreckt haben, voll kontrahiert.

Was das Tempo der Bewegung anlangt, so ist der wichtigste Grundsatz, dass Sie eine Beschleunigung oder gar das »Hochschleudern« des Gewichtes vermeiden sollten. Dies kann nicht nur zu Verletzungen führen, sondern Sie werden auf diese Weise auch nicht den Muskel trainieren, der trainiert werden soll. Wenn Sie etwa bei einem Langhantelcurl für den Bizeps Schwung mit Ihrem Oberkörper holen, dann arbeitet in diesem Moment weniger der Bizeps als andere Muskeln. Manche Bodybuilder setzen zwar bewusst solche »abgefälschten« Bewegungen ein, aber sie tun dies erst, nachdem sie mindestens sechs bis acht korrekte Wiederholungen ausgeführt haben. Das »Abfälschen« ist in diesem Fall eine bewusst eingesetzte Intensitätstechnik, die dazu dienen soll, das Gewicht mithilfe anderer Muskeln nach oben zu bewegen, um es dann wieder langsam herabzulassen. Ich glaube jedoch, dass es zahlreiche bessere Intensitätstechniken gibt, wie im nächsten Abschnitt dargestellt.

Gewicht nicht ganz herunterlassen, so bleibt der Muskel unter Spannung

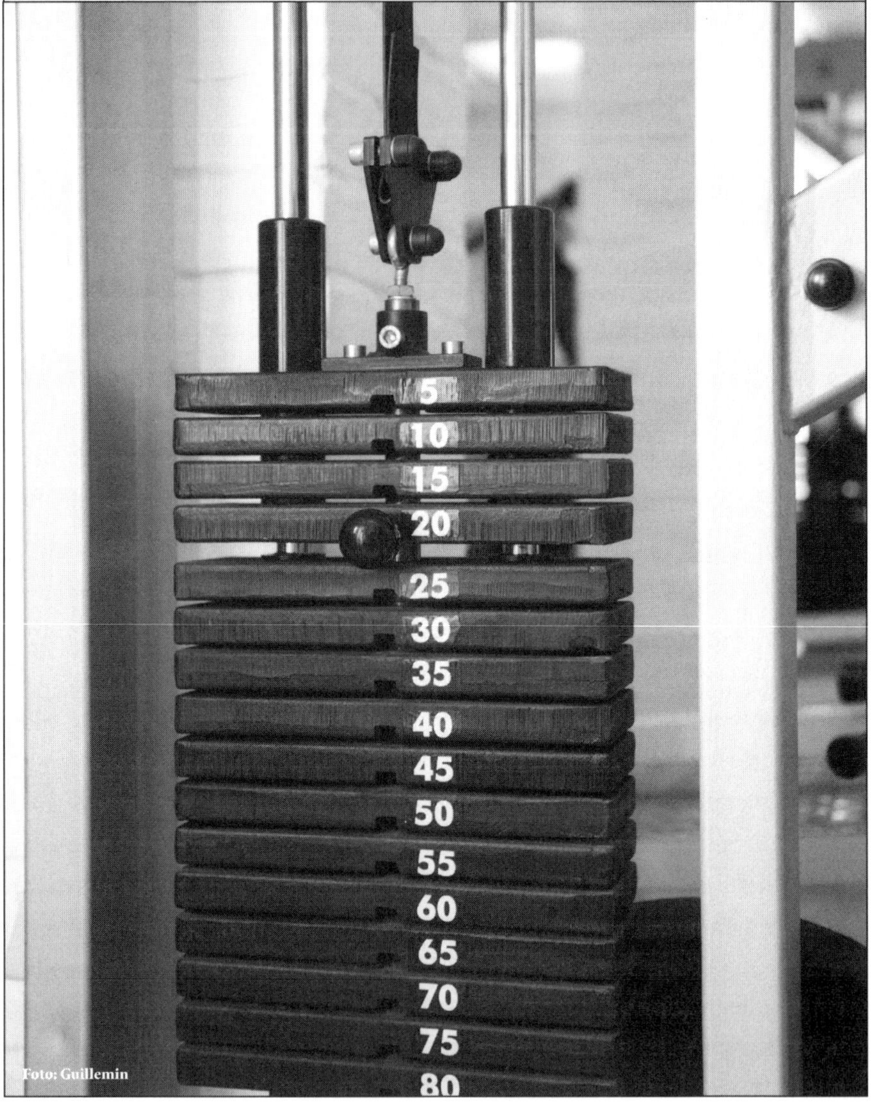

Foto: Guillemin

Wenn bisher von der »positiven« Bewegungsphase die Rede war, in der das Gewicht nach oben gebracht wird, soll im Folgenden von der negativen Phase die Rede sein. Die Bedeutung dieser »negativen« Phase wird von vielen Trainierenden unterschätzt. Sie ist für den Muskelaufbau jedoch mindestens ebenso wichtig wie die positive Phase.

Würde man die Bewegung in der negativen Phase nicht abbremsen, dann würde das Gewicht durch die Schwerkraft von ganz alleine nach unten gezogen. Beim Latziehen am Kabelzug, einer Übung für den Rücken, kann man oft beobachten, dass der Trainierende die Stange nach unten zieht und sie dann fast ohne bzw. mit viel zu geringem Widerstand wieder nach oben lässt. Es kommt jedoch gerade darauf an, auch in der negativen Phase der Schwerkraft entgegenzuwirken und die Bewegung bewusst zu verlangsamen. Die negative Phase der Bewegung sollte nicht kürzer sein als die positive, sondern in der Regel sogar doppelt so lang dauern. Wir werden im kommenden Kapitel Intensitätstechniken wie etwa Intensiv- oder Negativwiederholungen kennenlernen, bei denen sogar ganz bewusst primär die negative Phase der Bewegung betont wird.

Um es zusammenzufassen: Führen Sie die Bewegungen korrekt aus, über den gesamten Bewegungsumfang. Belasten Sie nur den Muskel, um den es geht, und widerstehen Sie der Versuchung, Hilfsmuskeln oder Schwung einzusetzen, um das Gewicht nach oben zu bewegen. In der Abwärtsphase sollten Sie das Gewicht bewusst abbremsen. Konzentrieren Sie sich dabei vor allem auf das Gefühl in Ihrem Muskel und nicht so sehr auf das Gewicht.

Es dauert eine Weile, bis man lernt, die Bewegungen korrekt auszuführen. Sie können sich Videos anschauen, wo erfahrene Bodybuilder die Bewegungen ausführen. Allerdings gilt auch hier, dass es unterschiedliche Ansätze und Vorstellungen gibt: Manche Bodybuilder neigen dazu, Gewichte in der positiven Phase explosiv zu bewegen, andere führen die Bewegung langsamer aus. Auch das Bewegungstempo in der negativen Phase unterscheidet sich, jedoch werden Sie kaum einen Profi finden, der – so wie viele Freizeitsportler – das Gewicht in der Negativphase einfach ohne nennenswerten Widerstand zurückfallen lässt. Wenn Sie das alles berücksichtigen, dann gilt jedoch auch hier, dass Sie experimentieren sollten. Sie müssen selbst erfahren, wann Sie das beste Muskelgefühl haben und wie langsam Sie dafür das Gewicht bewegen müssen. Auch ist es – trotz des eingangs Gesagten – durchaus legitim, wenn Sie bei manchen Übungen mehr auf die Höhe des Gewichtes achten und bei anderen mehr auf das Muskelgefühl.

Zwischen den Sätzen sollten Sie ausreichend lange pausieren. »Viele Bodybuilder«, so kritisiert der für die Intensität seiner Sätze bekannte Dorian Yates, »halten Training für 50 Prozent aerob und 50 Prozent anaerob. Das ist ein Fehler. Sie pausieren zwischen den Sätzen nicht genug; ihre Körper sind nicht in der Lage, genug Energie zu regenerieren, um den Muskel bis zur absoluten Erschöpfung zu führen, was der Punkt ist, an dem das optimale Muskelwachstum beginnt.« [34] Wenn Sie allerdings glauben, zwischen den Sätzen sei die richtige Gelegenheit, sich mit Ihrem Trainingspartner über das Wochenende auszutauschen, dann zeigt das nur, dass Sie den Satz nicht einmal annähernd mit der richtigen Intensität ausgeführt haben.

Bei schweren Beinübungen kann die Pause durchaus einige Minuten dauern, bis der Körper sich von der Anstrengung eines intensiven Satzes erholt hat. »Ich absolviere einen Satz mit 100 Prozent Energie bis zu 100 Prozent Versagen – und dann darüber hinaus, bis zu 100 Prozent Erschöpfung – und ich werde keinen weiteren Satz machen, bis ich das Gefühl habe, dass sich die Muskeln 100 Prozent erholt haben«, so Yates. »Wenn ich Beinpressen bis zur totalen Erschöpfung mache, weiß ich aus Erfahrung, dass es mindestens fünf oder sechs Minuten dauern wird, bevor ich in der Lage sein werde, auch nur darüber nachzudenken, wie mein Name oder meine Adresse lauten, ganz zu schweigen von einem weiteren Satz.« [35]

Zuletzt noch zu der Frage, wie viele Wiederholungen Sie ausführen sollten: Auch hier gab und gibt es regelrechte Glaubenskämpfe in der Bodybuilding-Welt. In der Krafttrainingswissenschaft werden Wiederholungsbereiche nach einem sog. Wiederholungs-Maximum-Kontinuum kategorisiert. »Forschungen und Jahre der Trainingserfahrung haben gezeigt, dass der Wiederholungsbereich von 1 bis 6 Wiederholungen pro Satz am besten zur Steigerung der Muskelkraft ist; der Wiederholungsbereich von 7 bis 12 fördert am besten eine Erhöhung des Muskelwachstums und alles, was über 12 hinausgeht, erhöht die Muskelausdauer am besten.« [36]

Die meisten Bodybuilder trainieren mit Sätzen zwischen fünf und 15 Wiederholungen, ein Großteil hält sechs bis zehn Wiederholungen für die richtige Zahl. Ich glaube nicht, dass man weniger als fünf Wiederholungen durchführen sollte. Dies mag dem Kraftaufbau dienen, und Kraftdreikämpfer oder Gewichtheber trainieren sogar häufig mit zwei oder drei Wiederholungen und natürlich mit der Maximalbelastung von einer Wiederholung. Dies dient jedoch eher dem Kraftaufbau als der Entwicklung der Muskelmasse. Zudem steigt das Verletzungsrisiko im unteren Wiederholungsbereich.

Auch wenn Sie in der Regel zwischen sechs und zwölf Wiederholungen durchführen sollten, kann es sinnvoll sein, bei manchen Übungen 15 bis 20 Wiederholungen zu machen. Viele Bodybuilder berichten, dass die Beine oder der Rücken besser auf höhere Wiederholungszahlen reagieren. Zudem ist die Gefahr, dass Sie sich bei einer solchen Wiederholungszahl verletzen, deutlich geringer, als wenn Sie sechs Wiederholungen machen. Mehr als 20 Wiederholungen sind jedoch in der Regel auch nicht sinnvoll, da damit dann eher die Ausdauer als der Muskelaufbau gefördert wird.

Sinnvoll kann es auch sein, in der Trainingswoche zwischen einem »leichten« und einem »schweren« Tag zu unterscheiden, wie das einige Bodybuilder tun. Tom Platz, der in den 80er Jahren die massivsten Oberschenkel entwickelt hatte, berichtet über seine Trainingsweise: »Ein Tag war immer der schwere Kniebeugen-Tag. An diesem Tag habe ich dann so zwischen zwei und sechs Wiederholungen gemacht. Vielleicht auch mal acht.... Bei der zweiten Kniebeugen-Trainingseinheit in der Woche habe ich dann auf Wiederholungen trainiert.« [37]

An diesem zweiten Tag absolvierte er zwei Sätze zwischen 15 und 20 Wiederholungen, wobei die Aufwärmsätze nicht mitgezählt wurden. Natürlich müssen Sie sich nicht an diese Wiederholungszahlen halten. Sie können auch an einem Tag fünf bis acht Wiederholungen machen und am anderen zehn bis 15 – oder eine andere Zahl wählen.

Niemals sollten Sie jedoch einen Satz nur deshalb beenden, weil eine bestimmte Zahl von Wiederholungen erreicht ist. Es wäre abwegig, die Bewegung bei zwölf oder auch bei 20 Wiederholungen zu beenden, wenn Sie in der Lage sind, eine weitere Wiederholung durchzuführen. Und selbst wenn Sie keine weitere korrekte Wiederholung mehr durchführen können, dann lassen sich danach dennoch Intensitätstechniken einsetzen, um diesen Satz auf andere Weise fortzuführen – etwa mit sog. Intensiv- oder Negativwiederholungen, was das Thema des nächsten Abschnittes ist.

c. Zehn Intensitätstechniken

In diesem Abschnitt werden zehn Techniken dargestellt, mit denen Sie die Intensität Ihres Trainings steigern können. Es handelt sich sowohl um Varianten, wie Sie einen Satz ausführen, als auch um Möglichkeiten, wie Sie nach einem Satz, den Sie bereits so lange ausgeführt haben, bis Sie keine Wiederholung mehr schaffen, doch noch weitermachen können. Für alle diese Techniken gilt: Es wäre kontraproduktiv, wenn Sie diese Methoden bei jedem Training anwenden würden. Das würde rasch zu einem Übertraining führen.

Es gibt keine Regel dafür, wie oft Sie diese Techniken anwenden sollen. Statt einem starren Schema zu folgen, empfehle ich auch in diesem Fall, auf Ihren Instinkt zu hören. Es gibt Tage, an denen Sie sich besonders stark und leistungsfähig fühlen, dann können Sie eine oder mehrere der Techniken anwenden. Auch dann, wenn Sie das Gefühl haben, dass sich der Muskel an Ihr reguläres Training schon zu sehr gewöhnt hat, sollten Sie den Muskel mit einer der nachfolgend beschriebenen Methoden »schocken«.

Intensivwiederholungen

Um diese Technik (auch »erzwungene Wiederholungen« genannt) auszuführen, brauchen Sie meistens einen Trainingspartner. Wenn Sie einen Satz bereits bis zu dem Punkt durchgeführt haben, wo bei aller Willensanstrengung keine weitere korrekte Wiederholung mehr möglich ist, dann kann Ihnen Ihr Trainingspartner ein klein wenig helfen, damit Sie eine, zwei oder drei weitere Wiederholungen erzwingen.

Viele Trainierende kennen das vom Bankdrücken: Aus Sicherheitsgründen sollte dabei ohnehin ein Trainingspartner hinter der Bank stehen und aufpassen. Wenn dieser sieht, dass Sie selbst keine weitere Wiederholung mehr schaffen, dann hilft er gerade so viel, dass Sie doch noch eine oder mehrere weitere Wiederholungen schaffen können. Aber betrügen Sie sich nicht selbst: Der Partner darf wirklich erst dann einschreiten und nachhelfen, wenn es Ihnen auch mit größter Willensanstrengung nicht mehr möglich ist, aus eigener Kraft die Wiederholung zum Abschluss zu bringen. Greift er vorher ein oder hilft er Ihnen zu stark, dann handelt es sich um das Gegenteil einer Intensivwiederholung: Der Satz wird dann zu leicht und ist wahrscheinlich für den Muskelaufbau wirkungslos.

Bei einarmigen Übungen können Sie auch selbst nachhelfen. Wenn Sie z.B. den Trizeps mit einer Kurzhantel trainieren, dann können Sie mit der anderen Hand in dem Moment nachhelfen, wenn Sie die Wiederholung nicht mehr zu Ende bringen können. Ähnliches gilt für den einarmigen Bizepscurl, bei dem Sie ebenfalls mit der anderen Hand nachhelfen können. Aber auch hier gilt wieder: Wenn Sie zu viel bzw. zu früh nachhelfen, betrügen Sie sich um die Wirksamkeit des Satzes. Denn dann wird die Intensität nicht etwa erhöht, sondern reduziert.

Negativwiederholungen

Viele Trainierende schenken der sog. negativen Bewegungsphase, wenn sie das Gewicht absenken, zu wenig Beachtung. Dabei ist diese Phase für das Muskelwachstum immens wichtig. Es ist erwiesen, dass Sie in dieser Phase etwa ein Drittel mehr Kraft haben als in der positiven Phase. Wenn es Ihnen also nicht mehr möglich ist, eine Langhantel bei einem Bizepscurl nach oben zu bringen, dann können Sie diese doch noch langsam herunterlassen. Das geschieht, indem ein Trainingspartner den positiven Bewegungspart vollständig für Sie übernimmt und Sie dann das Gewicht langsam absenken.

Der Übergang von den zuvor beschriebenen Intensivwiederholungen zu Negativwiederholungen ist fließend. Im Prinzip ist eine Negativwiederholung eine Intensivwiederholung, bei welcher der Partner nicht nur ein wenig mithilft, damit Sie das Gewicht doch noch nach oben bringen können, sondern bei welcher der Partner das Gewicht stellvertretend für Sie anhebt und Sie es nur noch herunterlassen. Negativwiederholungen werden daher oft anschließend an einige Intensivwiederholungen durchgeführt.

Es ist jedoch auch möglich, reine Negativwiederholungen durchzuführen, indem Sie ein Gewicht auflegen, das wesentlich höher ist als das Gewicht, welches Sie normalerweise bewältigen: Ihr Partner führt dann die positive Phase durch, während Sie es langsam alleine herunterlassen. Die Betonung liegt hier auf den Worten »langsam« und »alleine«. Negativwiederholungen sollten langsamer durchgeführt werden als es dauert, das Gewicht nach oben zu bringen. Es geht ja darum, der Schwerkraft, die das Gewicht nach unten zieht, Widerstand entgegenzusetzen. Deshalb ist es falsch, wenn der Trainingspartner auch in der negativen Phase die Hände an der Stange lässt und die Bewegung damit abbremst. Dieses »Abbremsen« sollen Sie ja gerade allein, mit eigener Kraft durchführen.

Es gibt einige Übungen, bei denen rein negative Wiederholungen nicht – so etwa bei der Kniebeuge – oder nur schwer mithilfe eines Partners durchzuführen sind, etwa beim Bankdrücken mit sehr schweren Gewichten. Dagegen eignet sich diese Technik hervorragend für Übungen wie etwa Beincurls oder für die Brustübung an der Butterfly-Maschine. Sie können auch Negativwiederholungen bei Klimmzügen durchführen, indem Sie sich auf eine Bank stellen, an die Stange »springen« oder die Kraft der Beine nutzen, um nach oben zu kommen, und sich dann langsam herunterlassen.

Zum Vorgehen bei reinen Negativwiederholungen empfiehlt Mike Mentzer: »Lassen Sie sich in kontrahierter Position von zwei Trainingspartnern ein Gewicht reichen, das um 25 bis 40 Prozent schwerer sein sollte als das, das Sie üblicherweise in Ihren bis zum Muskelversagen durchgeführten Sätzen verwenden. Achten Sie darauf, dass die Gewichtsübergabe vorsichtig vonstatten geht, damit Sie sich nicht verletzen. Senken Sie dann das Gewicht langsam und kontrolliert, bis Sie auf sechs Negativwiederholungen kommen.« [38] Dies ist allerdings eine extrem intensive Methode, die man nur selten anwenden sollte und die sich für Anfänger nicht eignet, da sie sonst schnell zu einem Übertraining führen würde.

Partielle Wiederholungen

Ich habe betont, wie wichtig es ist, eine Bewegung über den vollen Bewegungsradius durchzuführen. Das ist wahrscheinlich der Grundsatz, gegen den in vielen Fitnessstudios am häufigsten verstoßen wird. Partielle Wiederholungen als Intensitätstechnik scheinen diesem Grundsatz zu widersprechen. Denn hier geht es gerade darum, die Bewegung nur über einen Teil der Wegstrecke durchzuführen. In der Regel wird diese Technik angewandt, wenn Sie aus eigener Kraft nicht mehr den vollen Bewegungsradius schaffen.

Insbesondere dann, wenn kein Trainingspartner zur Verfügung steht, um Ihnen bei den zuvor beschriebenen Intensivwiederholungen zu helfen, können Sie den Satz mit partiellen Wiederholungen weiterführen. »Dabei kann der Radius mit fortschreitender Ermüdung immer stärker reduziert werden, d.h. man beginnt mit Teilwiederholungen über drei Viertel der Strecke, macht dann halbe Wiederholungen und schließlich Viertelwiederholungen.« [39]

Auch hier besteht jedoch die Gefahr wieder darin, dass Sie sich die Sache damit leichter statt schwerer machen. Das ist der Fall, wenn Sie bereits dann beginnen, partielle Wiederholungen durchzuführen, wenn Sie eigentlich bei Aufbietung aller Willenskraft noch fähig wären, vollständige Wiederholungen über den gesamten Bewegungsradius zu machen. Damit steigern Sie dann nicht die Intensität, sondern verringern diese und betrügen sich selbst.

Mit Teilwiederholungen beginnen Sie also erst in dem Moment, in dem es wirklich unmöglich ist, aus eigener Kraft eine vollständige Wiederholung über den vollen Bewegungsradius durchzuführen. Sie werden dann oft ein intensives Brennen im Muskel verspüren, weshalb diese Technik manchmal auch »Burns« genannt wird. Die Technik eignet sich am besten für Übungen wie Bizepscurls, Seitheben, Beinstrecken, Beincurls und Ähnliche. Weniger geeignet ist sie für Verbundübungen wie Kniebeugen, Kreuzheben oder Bankdrücken.

Rest-Pause

Normalerweise sollten Sie ein Gewicht auflegen, bei dem Sie nicht weniger als fünf Wiederholungen mit korrekter Ausführung schaffen. Sie können jedoch auch einmal versuchen, ein höheres Gewicht aufzulegen, bei dem Sie beispielsweise nur drei Wiederholungen schaffen.

Nehmen wir das Bankdrücken als Beispiel: Sie schaffen vielleicht normalerweise fünf Wiederholungen mit 100 kg. Dann legen Sie 110 Kilo auf, machen drei Wiederholungen. Danach legen Sie das Gewicht ab, pausieren 10 oder 15 Sekunden und machen dann zwei oder drei weitere Wiederholungen. Die Pause sollte so kurz sein, dass sich der Muskel nicht vollständig erholt. Nachdem Sie diese zwei oder drei Wiederholungen durchgeführt haben, legen Sie die Hantel wieder ab und warten wiederum 10 oder 15 Sekunden, bevor Sie dann ein letztes Mal zwei oder drei Wiederholungen durchführen. Die Summe der Wiederholungen sollte insgesamt zwischen sechs und zehn liegen – dies zählt dann als ein Satz.

Auch für diese Intensitätsmethode, die Dorian Yates in seinem Buch beschreibt, gilt jedoch, dass sie nur ausnahmsweise angewendet werden sollte. Wer nicht die Konstitution eines Profi-Bodybuilders hat, sollte beim zweiten und dritten Durchgang das Gewicht etwas reduzieren.

Peak Contraction und ständige Spannung

Diese beiden Methoden werden bei unterschiedlichen Übungen angewandt, dienen jedoch beide dazu, die Spannung für den Muskel zu intensivieren. Es muss zwischen zwei Arten von Übungen unterschieden werden: Beim Bankdrücken, bei der Kniebeuge oder bei der Beinpresse ist der Muskel normalerweise am Ende einer Wiederholung, wenn das Gelenk vollständig durchgedrückt ist, entspannt. »In der durchgedrückten Gelenkstellung entfällt der Großteil des effektiven Widerstandes und wird von den Knochen getragen, die in einer Geradeposition stehen.« [40]

Sie können sich dann für eine Sekunde oder kürzer »ausruhen«, bevor Sie das Gewicht herablassen. Wenn Sie das Gelenk jedoch nicht vollständig durchdrücken, sondern das Gewicht wieder herablassen, bevor das Gelenk durchgedrückt wurde, sorgen Sie dafür, dass diese »Entspannungssekunde« entfällt und der Muskel in ständiger Spannung bleibt.

Wenn Sie das erste Mal Kniebeugen auf diese Weise gemacht haben, werden Sie merken, dass Ihre Beine zittern und brennen, wie Sie das bei normalen Kniebeugen nicht kennen. Sie können deshalb auch nur weniger Gewicht verwenden. Diese Art der Ausführung bietet sich nicht nur als Intensitätstechnik an, sondern auch dann, wenn Sie – z.B. wegen kleinerer Verletzungen – mit geringeren Gewichten arbeiten wollen, um Sehnen und Gelenke zu schonen.

Es gibt andere Übungen, bei denen der Muskel am Ende der positiven Bewegungsphase nicht entspannt, sondern ohnehin unter Spannung steht. Ein Beispiel dafür sind Beinstreckungen oder Beincurls an den entsprechenden Maschinen. Um hier die Spannung zu erhöhen, brauchen Sie – anders als bei den zuvor beschriebenen Übungen – die Wiederholung nicht zu beenden, bevor die volle Kontraktion erreicht ist. Im Gegenteil: Sie sollten die volle Kontraktion halten – also z.B., wenn Ihre Knie bei den Beinstreckungen vollständig durchgestreckt sind. Dies nennt man dann »Spitzenkontraktion« oder »Peak Contraction«. Sie sollten in dieser Position für zwei Sekunden verharren, bevor Sie dann das Gewicht langsam herablassen.

Auch bei der Butterfly-Maschine für die Brust können Sie diese Technik anwenden. Viele Trainierende machen den Fehler, die Griffe bei dieser Übung nicht vollständig zusammenzubringen und schon wieder mit der negativen Phase zu beginnen, bevor der Brustmuskel vollständig kontrahiert ist.

Slow Motion

Eigentlich handelt es sich hier um eine spezielle Trainingstechnik, die für das gesamte Training angewendet werden soll, was ich jedoch nicht empfehlen möchte. Als Intensitätstechnik, die man – wie die anderen in diesem Abschnitt beschriebenen Techniken – hin und wieder anwendet, ist sie jedoch sinnvoll und wirksam. Dr. Ellington Darden hat die Prinzipien dieses Trainings wie folgt zusammengefasst: [41] Das Gewicht soll sehr langsam angehoben werden, sodass die positive Phase zehn Sekunden dauert. Dabei soll der Trainingspartner mitzählen. Auch die Abwärtsphase soll sehr langsam ausgeführt werden, jedoch schneller als die Aufwärtsphase. Das Absenken des Gewichtes soll etwa fünf Sekunden dauern. Wenn man das Gewicht nicht mehr bewegen kann, soll man am Schluss des Satzes dem Gewicht weitere 15 Sekunden entgegenwirken. Man kann hier natürlich nur ein deutlich geringeres Gewicht verwenden als bei einem Training mit einer normalen Geschwindigkeit. Das Gewicht sollte etwa so gewählt werden, dass vier bis maximal acht Wiederholungen ausgeführt werden können.

Das Problem bei dieser Intensitätstechnik ist aus meiner Sicht die unnatürliche Atmung. Ein Verfechter dieser Technik empfiehlt, man solle dabei den Mund geöffnet halten und hecheln wie ein Hund. Das ist jedoch für einen Menschen keine normale Atemtechnik, und man muss dabei der Versuchung widerstehen, den Atem anzuhalten. Schon aus diesem Grund bin ich skeptisch gegenüber der Empfehlung, die super-langsamen Bewegungen für das ganze Training zu verwenden. Aber nehmen Sie dennoch die Slow-Motion-Methode in das Repertoire Ihrer Trainingstechniken auf und versuchen Sie einmal, diese bei Übungen wie etwa der Beinpresse anzuwenden.

Super-Speed

Super-Speed scheint das Gegenteil von »Slow Motion« zu sein, doch das ist nur auf den ersten Blick richtig. Denn auch bei dieser Intensitätstechnik wird die negative Bewegung langsam ausgeführt. Der positive Teil der Bewegung soll jedoch – bei korrekter Technik – so schnell wie möglich durchgeführt werden. Die Begründung lautet: Studien haben belegt, dass schnelle Wiederholungen besser Kraft aufbauen als langsame und stetige Wiederholungen. Obwohl es dem Bodybuilder nicht primär um Kraftzuwachs, sondern um die Entwicklung der Muskulatur geht, ist dieser Befund auch für ihn wichtig, weil eine Steigerung der Kraft dazu dient, dass mehr Muskelmasse aufgebaut wird. Zudem werden bei schnellen Ausführungen andere Muskelfasern aktiviert.

Aber Vorsicht: »Viele Trainierende neigen dazu, mit gesteigerter Wiederholungszahl beim Anheben des Gewichts abzufälschen, also zu ›schummeln‹, indem sie es mit Schwung statt mit Muskelkraft nach oben bringen. Dieser Versuchung müssen Sie widerstehen… Wenn Sie feststellen, dass Sie eine Übung nicht schnell ausführen können, ohne sich auf Schwung zu verlassen, sollten Sie Super-Speed auf diese Übung nicht anwenden.« [42]

Supersätze für Antagonisten

Bei Supersätzen handelt es sich nicht um *eine* Trainingstechnik, sondern diese lassen sich im Zusammenhang mit zahlreichen Intensitätstechniken anwenden, so auch mit dem Prinzip der Vorermüdung, das im nächsten Abschnitt dargestellt wird. Bei einem Supersatz werden zwei Sätze verschiedener Übungen direkt nacheinander ausgeführt. So kann man Muskeln auf diese Weise zusammen trainieren, die Antagonisten sind – z.B. Bizeps und Trizeps oder Bauch und Rückenstrecker.

Ich trainiere z.B. die Bauchmuskeln stets zusammen mit dem Rückenstrecker. Denn wenn Sie die Bauchmuskeln trainiert haben und direkt danach eine Übung für den Rückenstrecker ausführen, entspannen sich diese dabei. So kann man Sit-ups für den Bauch mit Hyperextensions für den unteren

Rücken zu einem Supersatz zusammenfassen. Wenn Sie die Arme an einem Tag trainieren, können Sie den Langhantel-Curl für den Bizeps mit Dips für den Trizeps zu einem Supersatz zusammenfassen. Andere Antagonisten sind die Brust und der Rücken oder der Beinbizeps und der Quadrizeps. Sie können Beinstreckungen für den Quadrizeps und Beincurls für den Beinbizeps zu einem Supersatz zusammenfassen.

Vorermüdung und Nachermüdung

Supersätze werden auch bei einer anderen Intensitätstechnik eingesetzt, nämlich der Vorermüdung. Allerdings werden hier nicht antagonistische Muskelgruppen zu einem Supersatz zusammengefasst, sondern zwei Übungen, die die gleiche Muskelgruppe in unterschiedlicher Weise trainieren.

Dahinter steckt folgende Überlegung: Wenn Sie z.B. die Brust mit Bankdrücken trainieren, dann arbeitet eben nicht nur die Brust, sondern auch die Schultern und der Trizeps. Der Trizeps ist im Vergleich zur Brustmuskulatur ein schwacher und kleiner Muskel. Er ist daher das schwächste Glied in der Kette. Und ist der Trizeps erschöpft, bevor Sie die Brustmuskulatur erschöpft haben, wird diese weniger gefordert, als es an sich möglich wäre.

Daher wird bei dem Prinzip der Vorermüdung die Brust zunächst mit einer Isolationsübung trainiert, bei welcher der Trizeps nicht beteiligt ist, etwa mit einem Satz an der Butterfly-Maschine oder mit fliegenden Bewegungen mit Kurzhanteln. Direkt im Anschluss an diesen Satz wird dann eine Übung wie Bankdrücken, Schrägbankdrücken oder Dips durchgeführt, bei welcher der Trizeps jetzt beteiligt ist.

Dr. Dr. Jürgen Gießing hat allerdings in seinem Buch über das Hochintensitätstraining Studien dargestellt, welche belegen, dass die Vorermüdung, so logisch dieses Prinzip auch klingt, nicht dazu beitrage, eine maximale Ausbelastungsintensität beim Training des Zielmuskels zu erreichen, sondern sich sogar als hinderlich erwiesen habe. [43] Er empfiehlt als Alternative zur Vorermüdung die Nachermüdung, bei welcher zunächst eine Grundübung wie das Bankdrücken bis zum Punkt des momentanen Muskelversagens absolviert wird, um anschließend zu einer Isolationsübung für denselben Zielmuskel zu wechseln. Hier wird also die Butterfly-Maschine nicht *vor* dem Bankdrücken eingesetzt, sondern *danach*, deshalb spricht man von Nachermüdung. [44]

Aus meiner Sicht muss man nicht unbedingt Supersätze machen, um diese Überlegungen fruchtbar für sein Training einzusetzen. Im Abschnitt 4e, in dem ich auf die Reihenfolge von Muskeln und Übungen eingehe, werde ich hierauf zurückkommen.

Reduktionssätze

Wenn Sie mit einem bestimmten Gewicht bis zum Muskelversagen trainiert haben, können Sie das Gewicht um 15 bis 20 Prozent reduzieren und dann – ohne Pause – einige weitere Wiederholungen ausführen. Versuchen Sie einmal nach einem Satz Beinstrecken oder Beincurls die Steckgewichte zu reduzieren und dann noch einige zusätzliche Wiederholungen durchzuführen.

d. Verletzungen vermeiden und Training trotz Verletzung

Bodybuilding ist eine Sportart, bei der es weniger Verletzungen gibt als etwa beim Fußball oder Handball. Und ob Sie sich verletzen, hängt beim Bodybuilding ausschließlich von Ihnen selbst ab – und nicht etwa davon, ob ein anderer Spieler Sie durch ein Foul verletzt.

Dennoch haben viele Bodybuilder auch mit Verletzungen zu kämpfen, insbesondere von Gelenken und Sehnen. Probleme gibt es häufig mit der Schultermuskulatur, dem Ellbogen, den Knien oder dem unteren Rücken. Eine Verletzung wirft Sie zurück und kann das Training ganz erheblich beeinträchtigen oder gar unmöglich machen. Deshalb hat das Vermeiden von Verletzungen eine hohe Priorität.

Fast schon ein Allgemeinplatz ist es, dass man sich vor dem Training aufwärmen soll. Wichtiger als ein allgemeines Aufwärmen des ganzen Körpers ist jedoch dabei das Aufwärmen genau der Muskelgruppen, die Sie an diesem Tag trainieren. Wenn Sie die Brust trainieren, sollten Sie sich zunächst durch Armkreisen und andere gymnastische Übungen aufwärmen, dann jedoch vor allem mit geringen Gewichten der ersten Übung beginnen. Nehmen wir an, die erste Übung ist das Schrägbankdrücken. Dann sollten Sie, egal wie stark Sie sind, zunächst 30 bis 40 Wiederholungen nur mit der Stange ausführen, die in der Regel etwa 20 Kilo wiegen wird. Danach sollten Sie mehrere weitere Aufwärmsätze mit steigenden Gewichten durchführen, die etwa bei 50 Prozent des Gewichtes liegen, mit dem Sie später Ihren eigentlichen »Arbeitssatz« durchführen.

Diese Aufwärmsätze werden bei den regulären Sätzen nicht mitgezählt, da es hier nicht darum geht, den Muskel maximal zu erschöpfen, sondern ihn sukzessive an die kommende Belastung des eigentlichen Arbeitssatzes zu gewöhnen. In der Regel dürften bei der ersten Übung drei Aufwärmsätze genügen, bevor Sie Ihren regulären Arbeitssatz durchführen, bei dem Sie alles geben.

Wenn Sie zur nächsten Übung übergehen, z.B. nach dem Schrägbankdrücken zur fliegenden Bewegung, dann ist die Brustmuskulatur bereits aufgewärmt, und es genügt, wenn Sie von der fliegenden Bewegung mit Kurzhanteln einen Aufwärmsatz mit 50 Prozent des Gewichtes durchführen, das Sie für Ihren regulären Arbeitssatz verwenden.

Besonders gründlich sollten Sie sich naturgemäß vor sog. Grundübungen aufwärmen, bei denen Sie schwere Gewichte verwenden. Dies gilt etwa für die Kniebeugen. Da bei den Kniebeugen mehrere Muskeln beteiligt sind, sollten auch mehrere Muskeln aufgewärmt werden. Hier sollten Sie mit fünf Minuten auf dem Crosstrainer beginnen, wenn einer in Ihrem Studio zur Verfügung steht. Danach sollten Sie einige Dehnungsübungen für die Beinmuskulatur durchführen. Schließlich sollten Sie die bei der Kniebeuge beteiligten Muskeln gezielt aufwärmen. Den Quadrizeps können Sie durch einen leichten Satz Beinstrecken an der Beinstreckmaschine aufwärmen. Auf jeden Fall sollten Sie vor den Kniebeugen Hyperextensions für den unteren Rücken durchführen, da dieser bei der Kniebeuge ebenfalls stark belastet wird.

Das hört sich vielleicht sehr aufwändig an. Wenn Sie nach dem später dargestellten Trainingsprogramm womöglich nur einen einzigen Arbeitssatz mit Kniebeugen durchführen, dann wird das Aufwärmen vor diesem Satz sehr viel mehr Zeit beanspruchen als der eigentliche Satz. Aber Sie müssen Ihre Gelenke, Sehnen und Muskulatur auf diesen einen Satz vorbereiten, damit Sie ihn mit maximaler Intensität durchführen können.

Neben dem gründlichen Aufwärmen ist die korrekte Ausführung der Bewegungen, wie wir sie in Abschnitt 4b dargestellt haben, die wichtigste Voraussetzung, um Verletzungen vorzubeugen. Deshalb noch einmal: Führen Sie alle Wiederholungen langsam und kontrolliert aus, vermeiden Sie Schwung und ruckartige Bewegungen.

Es gibt jedoch Übungen im Bodybuilding, bei denen man sich selbst bei korrekter Ausführung leichter verletzen kann als bei anderen Übungen. Dazu gehört auch das bei vielen Kraftsportlern sehr beliebte Flachbankdrücken. Ich empfehle, ganz darauf zu verzichten. Schrägbankdrücken und Dips sind Alternativen, bei denen das Verletzungsrisiko für die Schultergelenke deutlich geringer ist. Aus dem gleichen Grund empfehle ich, auf das Nackendrücken für die Schultermuskeln zu verzichten, das ebenfalls eine Übung ist, bei der es häufig zu Problemen kommt. Sehr viel weniger Probleme werden Sie haben, wenn Sie das Drücken für die Schultern mit zwei Kurzhanteln ausführen.

Ebenfalls anfällig für Verletzungen ist der untere Rücken. Deshalb ist es so wichtig, dass Sie den Rückenstrecker, das ist der Muskel, der links und rechts der Wirbelsäule verläuft, intensiv trainieren. Viele Trainierende beachten diesen wichtigen Muskel nicht so sehr, weil man ihn nun einmal nicht so sieht wie den Bizeps oder die Brustmuskulatur. Unter dem Gesichtspunkt der Verletzungsprävention sind jedoch korrekt ausgeführte Hyperextensions für den Rücken vielleicht die wichtigste Übung, die Sie im Sportstudio machen können.

Falls Sie sich eine Zerrung am Rücken zugezogen haben oder gar unter einer Stenose oder unter einem Bandscheibenvorfall leiden sollten, müssen Sie sehr vorsichtig sein. Oft heißt dies, dass Sie – zumindest für eine Weile – ganz auf das Training oder zumindest auf Übungen, bei denen der untere Rücken involviert ist, verzichten müssen.

Doch das ist nicht immer notwendig. Manchmal können Sie bestimmte Übungen durch andere ersetzen, die weniger Probleme bereiten. Vielleicht können Sie statt Kniebeugen Beinstreckungen oder den Ausfallschritt durchführen. Statt vorgebeugtem Langhantelrudern können Sie vielleicht T-Hantel-Rudern absolvieren, wobei die Brust auf dem Polster ruht und die Wirbelsäule entlastet wird. Statt Langhantel-Bizepscurls im Stehen können Sie Übungen an der Scottbank oder andere sitzende Kurzhantelübungen ausführen, um zu vermeiden, dass Sie mit dem Oberkörper schaukeln oder die Wirbelsäule überstrecken. [45]

Zur Verletzungsprävention gehört auch das Vermeiden von sog. Maximalkraft-Tests. Diese sind für Bodybuilder vollkommen überflüssig. Denn entscheidend ist ja nicht, wie viel Kilogramm Sie z.B. auf der Flachbank bei einer einzigen Wiederholung schaffen, sondern wie viel Sie mit fünf bis 15 Wiederholungen korrekt bewegen können. Widerstehen Sie daher der Versuchung, nur um anderen Mitgliedern im Sportstudio zu imponieren, zu testen, wie viel Gewicht Sie für eine einzige Wiederholung z.B. beim Flachbankdrücken, bei der Kniebeuge oder beim Kreuzheben auflegen können.

Sie sollten auch niemals – ich meine wirklich niemals – Übungen wie etwa Bankdrücken, Schrägbankdrücken oder Kniebeugen mit schweren Gewichten ausführen, ohne dass jemand dahinter steht und aufpasst, der wirklich in der Lage ist zu helfen, wenn Sie nicht mehr mit dem Gewicht hochkommen sollten, denn sonst können sich lebensgefährliche Situationen ergeben. Schließlich sollten Sie bei Langhantel-Übungen wie Bankdrücken, Kniebeugen, Kreuzheben etc. die Gewichte mit den dafür vorgesehenen Sicherheitsverschlüssen fixieren, damit die Hantelscheiben nicht verrutschen, falls die Hantelstange ein wenig in Schieflage kommen sollte.

Verletzungen geschehen – so wie andere Unfälle im Leben – meist gerade nicht dann, wenn man darauf vorbereitet ist. Wenn Sie mit 200 Stundenkilometern auf der Autobahn fahren, sind Sie sich wahrscheinlich der Gefahr bewusst und daher wachsam und voll konzentriert. Wenn Sie dagegen so wie jeden Abend in Ihre Garage einparken, sind Sie vielleicht unkonzentriert, weil Sie keine Gefahr erwarten – und auf einmal haben Sie einen Blechschaden. Eine der unangenehmsten Verletzungen im Rücken habe ich mir einmal bei einem Konzentrationscurl für den Bizeps mit einem geringen Gewicht zugezogen. Seien Sie also stets achtsam!

Mike Mentzer weist noch auf eine andere Besonderheit hin: »Im Gegensatz zur weitverbreiteten Ansicht, dass die letzte Wiederholung eines bis zum Muskelversagen durchgeführten Satzes die gefährlichste ist, ist sie in Wirklichkeit die sicherste, weil Sie zum Zeitpunkt der letzten Wiederholung am schwächsten sind, kaum noch fähig, die nötige Kraft aus sich herauszuholen, um sie bis zu Ende durchzuführen. Tatsächlich sind die ersten Wiederholungen am gefährlichsten, wenn Sie am stärksten sind und mehr Kraft aufwenden können als zur Durchführung erforderlich.« [46]

Das Training führt jedoch, auch wenn man das alles richtig macht, früher oder später zu bestimmten Problemen, die sich nicht gänzlich vermeiden lassen. Viele Bodybuilder leiden immer wieder unter einem sog. Tennisarm. Die Erkrankung heißt so, weil sie auch bei Tennisspielern vorkommt, aber mindestens ebenso häufig ist sie bei Bodybuildern. Ich habe auch selbst immer wieder darunter gelitten. Wenn Sie dennoch weiter so trainieren wie zuvor, können die Schmerzen so stark werden, dass Sie schließlich das Training ganz einstellen müssen. So weit muss es jedoch nicht kommen.

Der Tennisarm entsteht vor allem durch Übungen, bei denen Sie sehr fest greifen müssen, was bei Rücken- und Bizepsübungen der Fall ist. Besonders der Bizepscurl mit der Langhantel ist schädlich, weil hier das Handgelenk nach außen gedreht wird, wodurch die Unterarmstreckmuskulatur in eine ungünstige Zugrichtung kommt. Auch Übungen für die Unterarme, wie etwa reverse Curls, können die Beschwerden auslösen.

Sie können dem bis zu einem gewissen Grade vorbeugen, wenn Sie beim Rückentraining sog. Zughilfen einsetzen. Das ist ohnehin sinnvoll, da sonst oft die Unterarme durch das feste Greifen erschöpft sind, bevor der eigentliche Zielmuskel, also die Rückenmuskulatur, ermüdet ist. Zughilfen helfen jedoch auch, dem Tennisarm vorzubeugen. Wenn Sie schon einmal darunter gelitten haben, empfiehlt es sich zudem, den Bizeps mit Kurzhanteln zu trainieren oder mit einer Bizepsmaschine, bei der Sie nicht so fest greifen müssen.

Wenn die Schmerzen, die Sie infolge eines Tennisarms haben, nicht allzu stark sind, brauchen Sie das Training nicht einzustellen. Sie können ja nicht nur die Beine weitertrainieren, sondern wahrscheinlich auch Drückübungen wie Bankdrücken, bei denen Sie nicht so fest greifen müssen, ohne größere Probleme durchführen. Verzichten müssen Sie jedoch, zumindest für einige Wochen, auf das Bizeps- und Unterarmtraining. Wenn Sie weiter den Rücken unter Zuhilfenahme von Zughilfen trainieren, wird jedoch auch der Bizeps bis zu einem gewissen Grade mittrainiert, sodass sich der Verlust von Muskelmasse am Oberarm in Grenzen halten sollte.

Wenn Sie zum Orthopäden gehen, der in der Regel wenig über die einzelnen Übungen weiß, wird dieser Ihnen vielleicht generell den Rat geben, lieber schwimmen zu gehen als Gewichte zu stemmen. Sie müssen das Training jedoch auch bei Verletzungen keineswegs ganz aufgeben, sondern können in der Regel weiter trainieren, wenn Sie lernen, »um die Verletzung herum« zu trainieren. Sie werden selbst im Laufe der Jahre merken, welche Übungen zu Problemen führen. Und für fast jede Übung gibt es eine Ersatzübung. Kniebeugen sind zwar eine tolle Übung, doch wenn Sie diese nicht ausführen können, dann ist die Beinpresse eine Alternative.

Auch können Sie bei Verletzungen vorübergehend mit geringeren Gewichten trainieren und z.B. 20 Wiederholungen machen, statt sechs bis zehn Wiederholungen. Versuchen Sie, das positiv zu sehen – als Chance für eine Abwechslung in Ihrem Training und als Anlass, mit neuen Übungen, Wiederholungszahlen und Trainingsgeschwindigkeiten zu experimentieren. Auch wenn Sie die Bewegungen sehr langsam ausführen (Slow Motion) oder Trainingstechniken wie »ständige Spannung« anwenden, schonen Sie Gelenke und Sehnen und können trotz Verletzungen weiter trainieren.

Das Schöne beim Bodybuilding ist, dass es eine solche Vielzahl von Übungen, Geräten und Muskelgruppen gibt, dass Sie in den meisten Fällen irgendwie weiter trainieren können. Selbst ein gebrochenes Bein muss ja kein Grund sein, mit dem Training auszusetzen, denn auch mit einem Gipsbein kann man viele Übungen für Brust, Arme, Schultern und Rücken ausführen. Wichtig ist, dass Sie sich durch eine Verletzung nicht aus der Bahn werfen lassen und »immer am Ball bleiben«. Auch wenn Sie eine Weile nicht mit der Intensität trainieren können, die Ihnen Freude macht und maximale Ergebnisse bringt, ist es besser, vorübergehend mit geringerer Intensität zu trainieren als ganz aus der Trainingsroutine herauszufallen.

Wenn Sie trainieren, denken Sie auch an die langfristigen Folgen. Wahrscheinlich wollen Sie keine Meisterschaften gewinnen, sondern eben »nur« einen perfekten Körper formen. Dazu müssen Sie keine schweren Sätze mit vier bis fünf Wiederholungen machen.

Frank Zane war sicher neben Steve Reeves der harmonischste Bodybuilder aller Zeiten und konnte deshalb sogar Arnold Schwarzenegger schlagen. Heute ist er älter und schaut zurück: »Ich denke, wenn man älter wird, ist es fast unumgehbar, dass man die Folgen von Verletzungen spürt, die Jahre zuvor passierten...Meine Schultern sind traumatisiert, sodass ein Schultertraining heute für mich nicht mehr drin ist... Wenn ich noch einmal die Chance hätte, würde ich mit leichteren Gewichten trainieren, zahlreichere Wiederholungen, keine Sätze mit weniger als zehn Wiederholungen ausführen, mir für die negative mehr Zeit nehmen als für die positive Phase der Wiederholung und Verletzungen vermeiden. Wenn ich so trainiert hätte, wäre mein Körper nicht ganz so massiv gewesen, aber noch definierter, und ich hätte heute weniger Schmerzen«, so Frank Zane 2008 in einem Interview. [47]

e. Welche Muskeln in welcher Reihenfolge?

Besonders Sportler, die noch nicht so viel Trainingserfahrung haben, trainieren oftmals die Muskeln in einer falschen Reihenfolge. Meist haben sie sich gar keine Gedanken darüber gemacht, in welcher Reihenfolge vorzugehen ist.

Ich möchte das an einem Beispiel erläutern: Sinnvoll ist es z.B., an einem Tag zuerst den Rücken, dann den Bizeps und am Schluss die Unterarme zu trainieren. Warum in dieser Reihenfolge und nicht anders? Bei fast allen Rückenübungen ist der Bizeps involviert – ob dies nun Klimmzüge sind oder die verschiedenen Ruder- bzw. Zugübungen. Wenn Sie zuerst den Rücken trainieren, dann sind Ihre Bizepse bereits gut aufgewärmt, was unter anderem auch die Verletzungsgefahr reduziert.

Auch Ihre Unterarme werden beim Rücken- und Bizepstraining massiv gefordert. Würden Sie die Unterarme vor Bizeps und Rücken trainieren, so wäre das Ergebnis, dass Sie die Bizeps- und Rückenübungen frühzeitig wegen der Erschöpfung der Unterarme abbrechen müssten, bevor der Punkt erreicht ist, an dem Ihre Rückenmuskeln bzw. Ihre Bizepse erschöpft sind. Gleiches gilt, wenn Sie den Bizeps vor den Rückenübungen trainieren würden. Ihr Bizeps wäre dann zu Beginn des Rückentrainings schon so erschöpft, dass ein sinnvolles Rückentraining mit Ruder- und Zugübungen gar nicht mehr möglich wäre.

Ein zweites Beispiel: Sinnvoll ist es, zuerst die Brustmuskeln zu trainieren, danach die Schultern und zum Schluss den Trizeps. Denn bei fast allen Brustübungen werden die Schultern stark gefordert, und bei vielen Brustübungen ist auch der Trizeps stark beteiligt. Übungen wie Bankdrücken, Schrägbankdrücken oder Dips trainieren eben nicht nur die Brust, sondern daneben auch die Schultermuskulatur und den Trizeps. Hier gilt das Gleiche wie beim Rückentraining: Würden Sie zuerst den Trizeps trainieren und danach die Brust oder die Schultern, dann wäre der Trizeps schon so erschöpft, dass Sie bei Drückübungen wie Bankdrücken, Schrägbankdrücken, Nackendrücken oder Kurzhanteldrücken keine befriedigende Leistung mehr vollbringen könnten, weil die Trizepse versagen würden, bevor die Brust- oder die Schultermuskulatur erschöpft ist.

In Bodybuilding-Kreisen bekannt ist das sog. Weider-Prioritätsprinzip. Das besagt, dass Sie Ihre schwächsten Muskelgruppen zuerst trainieren sollten. Das scheint dem zuvor Gesagten zu widersprechen. Mit »schwachen« Muskelgruppen sind jedoch bei diesem »Prioritätsprinzip« jene Muskeln gemeint, bei denen sich der Trainierende schwerer tut, sie zu entwickeln.

Wir alle haben eine unterschiedliche genetische Veranlagung. Ich habe von Natur aus sehr kräftige Waden, gute Bauchmuskeln und Bizepse, habe mich aber schwerer getan mit der Entwicklung der Rückenmuskulatur. Nach dem Weider-Prioritätsprinzip wäre es daher richtig, dass ich den Rücken zuerst trainiere, wenn ich noch frisch und voller Kraft bin. Was wäre jedoch, wenn der Bizeps mein schwacher Muskel wäre? Dann wäre es dennoch falsch, den Bizeps vor dem Rücken zu trainieren. Vielleicht sollte ich in diesem Fall einen anderen Split wählen und z.B. den Bizeps nicht zusammen mit dem Rücken trainieren, sondern einen »Armtag« einplanen, an dem Bizeps und Trizeps zusammen trainiert werden.

Entscheidend ist es also, zunächst einmal festzulegen, welche Muskelgruppen in welcher Reihenfolge trainiert werden – und dabei natürlich keine Muskelgruppe zu vergessen. Wir haben in Kapitel 3c beim Splittraining gesehen, dass es zahlreiche unterschiedliche Kombinationen für das Training verschiedener Muskelgruppen gibt. Andererseits ist nicht jede Kombination sinnvoll. So sollten Sie die Beine stets an einem gesonderten Tag trainieren, weil dieses Training besonders anstrengend ist. Quadrizeps und Beinbizeps sind die größten Muskeln an unserem Körper und verbrauchen daher viel mehr Sauerstoff als z.B. der Bizeps. Wer schwere Kniebeugen oder Beinpresse trainiert hat, weiß, dass dies für den gesamten Körper eine viel größere Belastung ist als beispielsweise das Armtraining.

Auch wenn Sie einmal festgelegt haben, welche Muskelgruppen Sie an einem Tag trainieren, sollten Sie sich zusätzlich Gedanken darüber machen, in welcher Reihenfolge Sie die einzelnen Übungen für eine Muskelgruppe ausführen. Dabei gibt es verschiedene Gesichtspunkte, die berücksichtigt werden müssen. Ich bevorzuge z.B., beim Brusttraining zuerst Schrägbankdrücken zu absolvieren, danach entweder fliegende Bewegungen mit Kurzhanteln oder die Übung an der Butterfly-Maschine und zuletzt dann Dips.

Warum gerade diese und keine andere Reihenfolge? Beim Schrägbankdrücken werden außer der Brust auch die Trizepse gefordert. Würde ich direkt danach Dips ausführen, wären die Trizepse zu schwach. Ich gebe dem Trizeps daher Gelegenheit, sich bei fliegenden Bewegungen oder an der Butterfly-Maschine, wo er nicht gefordert wird, zu erholen. Danach trainiere ich dann Dips, bei denen die Trizepse – neben der Brust und den Schultern – wieder stärker gefordert sind. Es handelt sich hier um ein modifiziertes Nachermüdungs- und Vorermüdungsprinzip, wie wir es in Abschnitt c kennengelernt haben, nur dass hier keine Supersätze gemacht werden.

Sie haben in dem Abschnitt über das Splitsystem gesehen, dass es auch Bodybuilder gibt, die den Trapezmuskel oder die hintere Schulter nicht zusammen mit den übrigen Deltamuskeln trainieren, sondern zusammen mit dem Rücken. Auch das kann sinnvoll sein, da bei vielen Rückenübungen die Trapezmuskeln und die hintere Schulter ohnehin schon stark beansprucht werden.

Wenn Sie sich ein Trainingsprogramm zusammenstellen, sollten Sie also nicht willkürlich verschiedene Übungen und Muskelgruppen kombinieren, sondern Sie sollten sich vor allem Gedanken machen, warum Sie eine bestimmte Reihenfolge bzw. Kombination wählen, und zwar sowohl für die Auswahl der Muskelgruppen, die Sie an einem Tag trainieren, als auch für die Reihenfolge der Übungen innerhalb einer Muskelgruppe.

Dabei spielt auch die Frage eine Rolle, wie sich die Muskelgruppen nach einem Trainingstag am besten erholen können. Ich habe auch deshalb meist den sog. Push-Pull-Trainingssplit bevorzugt, bei dem an einem Tag Brust, Schultern und Trizeps und am anderen Tag Rücken und Bizeps trainiert werden. Würde ich Trizeps und Bizeps nicht an den Tagen trainieren, an denen ich Brust und Schulter bzw. Rücken trainiere, dann müsste ich sie ja an anderen Tagen trainieren, und die Gefahr wäre, dass sie insgesamt zu oft in einer Woche gefordert werden.

Denn, wie erwähnt, bei fast allen Rückenübungen sind die Bizepse beteiligt, und bei allen Drückübungen für die Brust und die Schultern sind die Trizepse beteiligt. Indem ich also Rücken und Bizeps an einem Tag trainiere und Brust, Schultern und Trizeps an einem anderen Tag, gebe ich dem Bizeps und dem Trizeps mehr Erholungszeit. Der Bizeps kann sich dann sowohl an meinem »Beintag« erholen wie auch an dem Tag, an dem ich Brust, Schulter und Trizeps trainiere. Umgekehrt kann sich der Trizeps an dem Tag erholen, an dem ich Rücken und Bizeps trainiere, und an dem Tag, an dem ich die Beine trainiere.

f. Die häufigsten Trainingsfehler

Wer sich in Fitnessstudios umschaut, wird immer wieder bestimmte Fehler feststellen, die den Trainierenden davon abhalten, Muskeln aufzubauen und seine Ziele zu erreichen. Nachfolgend sind einige der Fehler aufgeführt, die man immer wieder beobachten kann.

Lieblingsmuskeln bevorzugen

Jeder Mensch hat Muskeln, die gut auf das Training ansprechen, und andere, die trotz großer Anstrengungen viel langsamer wachsen. Es handelt sich hier um genetische Veranlagung, an der wir nichts ändern können. Das Ziel des Trainings sollte eine ausgewogene, harmonische und symmetrische Körperentwicklung sein. Viele Trainierende verstärken jedoch die natürlichen Ungleichgewichte ihrer Muskelentwicklung, indem sie jene Muskelgruppen bevorzugt trainieren, die gut auf das Training ansprechen. So werden die Starkpunkte immer stärker und die Schwachpunkte immer schwächer.

Wer einen gut ausgebildeten Bizeps hat und diesen deshalb stets mit Begeisterung trainiert, aber schwach ausgebildete Waden, die er gar nicht oder nur mit wenig Enthusiasmus bearbeitet, bei dem werden sich nach einigen Monaten und Jahren diese Ungleichgewichte noch verstärkt haben, statt dass sie nivelliert wurden.

Die wichtigste Regel lautet daher, den ganzen Körper gleichmäßig zu trainieren und keine Muskelgruppe zu vernachlässigen; erst recht keine, die ohnehin schwach entwickelt ist. Umgekehrt ist es aber auch ein Trugschluss, gerade eine schwach ausgebildete Muskelgruppe noch häufiger als die anderen zu trainieren. Die Absicht, nämlich das Ungleichgewicht dadurch zu reduzieren, ist lobenswert, aber die Methode führt oft zum Gegenteil des Gewünschten. Wenn Sie z.B. Probleme haben, die Brustmuskeln zum Wachsen zu bringen, dann ist es kontraproduktiv, wenn Sie deshalb diese Muskelgruppe vier Mal die Woche trainieren. Das Ergebnis wäre dann ein Übertraining.

Was also tun, wenn ein Muskel nur schwer auf das Training anspricht? Die Ursache kann genetischer Natur sein, ein möglicher Grund ist jedoch auch, dass Sie diesen Muskel nicht richtig trainieren. Vielleicht strengen Sie sich hier weniger an als bei Ihren Lieblingsmuskeln, die leicht auf das Training ansprechen? Vielleicht haben Sie Übungen ausgewählt, die nicht optimal sind? Oft werden Sie feststellen, dass Ihnen auch der mentale Bezug zu dem Muskel fehlt, dass sich also das richtige »Muskelgefühl« beim Training nicht so recht einstellen mag. Dann sollten Sie sich vor allem auf diesen Aspekt konzentrieren. Vielleicht ist es sinnvoll, vorübergehend die Gewichte zu reduzieren und sich mehr auf das Gefühl im Muskel zu konzentrieren als auf das Steigern des Gewichtes.

Wenn Sie einen Muskel schon lange in der gleichen Art trainieren und dieser nicht mehr wächst, dann müssen Sie auf jeden Fall etwas ändern. Denn wenn Sie weiterhin das Gleiche tun, wird das Ergebnis kein anderes sein. Nutzen Sie die Intensitätstechniken, die in Kapitel 4c dargestellt sind. »Schocken« Sie den Muskel durch neue Übungen oder durch ein anderes Tempo der Bewegungsausführung. Experimentieren Sie! Neulich habe ich statt meines normalen Rückentrainings zehn Sätze Klimmzüge mit insgesamt 66 Wiederholungen trainiert – und wurde mit einem massiven Muskelkater »belohnt«, der vier Tage anhielt. Vor allem sollten Sie sich mental stärker auf diesen Muskel konzentrieren. Bei Arnold Schwarzenegger waren die Waden lange Zeit ein Schwachpunkt in seiner Körperentwicklung. Seine Trainingskameraden und Konkurrenten wunderten sich, als er eines Tages in das Sportstudio kam und seine Trainingshosen abgeschnitten hatte, sodass jeder die schwachen Waden sehen konnte. Er stellte also nicht seine guten Bizepse zur Schau, sondern gerade seinen Schwachpunkt. Die mitleidigen Blicke seiner Trainingskameraden motivierten ihn, diesen Schwachpunkt anzugehen.

Kein schweres Beintraining

In Fitnessstudios kann man beobachten, dass besonders viele Männer ihre Beine gar nicht oder nur wenig trainieren. Ein Grund ist vielleicht einfach die Meinung, dass man die Beinmuskeln ja nicht so sieht, wenn man angekleidet ist. Manche Männer haben eine starke Brust, einen gut ausgebildeten, breiten Rücken, mächtige Schultern und beeindruckende Arme, aber die Beine wirken wie Zahnstocher.

Spricht man mit den Leuten, die ihre Beine nicht oder nicht so schwer trainieren, dann wird man viele Ausreden hören, etwa: »Ich fahre schon viel Fahrrad und brauche das deshalb nicht.« Der eigentliche Grund ist jedoch meist, dass das Training der Oberschenkel sehr viel anstrengender ist als etwa das Armtraining.

Um überhaupt etwas für die Beine zu tun, führen manche Trainierende mehr oder minder lustlos einige Sätze Beinstrecken aus, aber nicht so intensiv, dass der Quadrizeps brennt. Sie meiden jedoch Übungen wie Kniebeugen und Beinpresse. Ich habe mich darüber oft gefreut, weil in den meisten Studios nur ein Ständer für die Kniebeugen vorhanden ist (aber oft drei oder vier Bänke für Flach- und Schrägbankdrücken), der meistens frei war, weil Kniebeugen nicht so beliebt sind. Sie werden jedoch im nächsten Kapitel sehen, wie dumm es ist, gerade auf diese Königsübung im Bodybuilding zu verzichten.

Zu viele Ergänzungsübungen

Man unterscheidet zwischen Grundübungen oder Mehrgelenkübungen einerseits, bei denen eine Vielzahl von Muskeln beansprucht wird, und Isolations- oder Ergänzungsübungen andererseits. Typische Grundübungen sind Kniebeugen, vorgebeugtes Rudern, Klimmzüge, Bankdrücken, Kurzhanteldrücken oder Nackendrücken. Ergänzungsübungen sind z.B. Seitheben für die Schultern, Butterfly-Übungen für die Brust oder Konzentrationscurls für den Bizeps.

Fast alle Bodybuilder sind sich in zwei Dingen einig: Sowohl Grundübungen als auch Isolationsübungen sind sinnvoll, aber der Schwerpunkt sollte bei den Grundübungen liegen. Wenn Sie sich entscheiden müssten, nur fünf oder sechs Übungen für den ganzen Körper durchzuführen, dann wären dies Kniebeugen oder Beinpresse für die Beine, Bankdrücken, Dips oder Schrägbankdrücken für die Brust, vorgebeugtes Rudern oder Klimmzüge für den Rücken, Nackendrücken oder Kurzhanteldrücken für die Schultern und vielleicht noch Kreuzheben. Es wären sicherlich nicht Beinstreckungen, Butterflys, Latziehen, Frontheben und Konzentrationscurls. Viele Trainierende führen jedoch lieber die Isolations- und Ergänzungsübungen als die Grundübungen aus. Erstere sind leichter zu lernen und strengen in der Regel auch weniger an.

Manchmal hört man, Grundübungen seien für den Masseaufbau gut, die Ergänzungs- und Isolationsübungen dagegen für die »Definition«. Das ist jedoch ebenso ein Märchen wie die Behauptung, Muskelmasse werde durch niedrige Wiederholungszahlen entwickelt und hohe Wiederholungszahlen dienten der Definition. Die sog. Definition ist vor allem ein Ergebnis Ihres Körperfettanteils. Je geringer dieser ist, umso deutlicher bilden sich die Konturen Ihrer Muskeln ab. Sie können noch so viele Isolationsübungen ausführen, solange Ihre Muskeln unter einer Fettschicht verborgen sind, ist das vergebens.

Grundübungen sollten immer die Basis Ihres Trainings sein. Hier können Sie hohe Gewichte verwenden, und zudem entwickelt sich auch Ihre Koordination, was bei Maschinenübungen nicht der Fall ist. Untersuchungen haben ergeben, dass der Aktivierungsgrad in der jeweiligen Muskulatur bei den Grundübungen, bei denen mehrere Gelenke beteiligt sind, höher ist als bei Isolationsübungen. Deshalb ist es kein Wunder, dass *alle* erfolgreichen Bodybuilder die Basis ihres Muskelaufbaus mit Übungen wie Bankdrücken, Kniebeugen, Rudern, Kreuzheben oder Dips gelegt haben.

Den Satz vor dem Muskelversagen beenden

Es gibt nur einen einzigen Grund, einen Satz zu beenden: Dass Sie nämlich bei Aufbietung Ihrer gesamten Willenskraft absolut nicht in der Lage sind, eine weitere Wiederholung auszuführen. Zahlreiche wissenschaftliche Experimente haben bewiesen, dass der entscheidende Faktor für den Trainingserfolg genau darin besteht: den Muskel bis zum Versagen zu fordern.

Sie können jedoch in jedem Fitnessstudio beobachten, dass viele Trainierende gegen diese Erkenntnis verstoßen. Sie beenden einen Satz, ohne dass es dafür einen vernünftigen Grund gibt. Vielleicht hat ihnen jemand in das Trainingsprogramm geschrieben, sie sollten zehn Wiederholungen durchführen, und deshalb hören sie bei der zehnten auf. Oder sie beenden den Satz einfach, weil der Muskel zu brennen beginnt und es anstrengend wird. Oder sie meinen, dass tatsächlich keine weitere Wiederholung mehr möglich sei.

Aber ist das wirklich so? Stellen Sie sich einmal vor, Sie bekämen 10.000 Euro, wenn Sie noch eine weitere Wiederholung schaffen. Wäre dann noch eine Wiederholung möglich? Der Kraftdreikämpfer Ted Arcidi durchbrach 1985 erstmals bei einem offiziellen Wettkampf die Grenze von 700 Pfund im Bankdrücken – mit 705,5 Pfund (320 kg). »Wenn ich schwere Gewichte angehe, stelle ich mir immer vor, meine Mutter würde von dem Gewicht erdrückt, wenn ich es nicht schaffen sollte«, berichtet Arcidi. »Das mobilisiert ungeahnte Kräfte.« [48]

Muskeln wachsen nur, wenn sie überlastet werden. Sie müssen heraus aus der Komfortzone. Das gilt übrigens für alle Lebensbereiche! Sie wachsen stets nur dann, wenn Sie Dinge tun, die so schwer sind, dass Sie es fast nicht schaffen. Wenn Sie den Muskel so stark fordern, dass Sie bis zum Muskelversagen gehen, dann sagt er sich: »Da bleibt mir wohl nichts anderes übrig als zu wachsen.« Wenn Sie hingegen nur jene Gewichte auflegen, die Sie schon seit Monaten oder gar seit Jahren mit einem Mindestmaß an Anstrengung bewältigen – aus welchem Grund bitte soll Ihr Muskel dann wachsen?

Zu wenig Trainingswissen

Sie haben es richtig gemacht und lesen dieses Buch, um Ihr Trainingswissen zu erweitern. Manche Trainierende, die nur sehr wenig wissen, glauben dagegen, sie wüssten schon alles. Dabei haben sie sich über viele Dinge, die u.a. in diesem Buch behandelt werden, nie Gedanken gemacht – weder über die richtige Anordnung und Reihenfolge der Übungen noch über das richtige Tempo der Ausführung oder über den richtigen Einsatz der zahlreichen Intensitätstechniken, die sie teilweise nicht einmal kennen. Oft summieren sich die Fehler dann so auf, dass ausbleibender Trainingserfolg oder Verletzungen die Folge sind.

Falsche und unregelmäßige Ernährung

Wir werden noch in einem gesonderten Kapitel auf das Thema Ernährung zu sprechen kommen. Um es vorweg zu sagen: Die Anwendung all des Wissens und all der Techniken, die in diesem Buch dargestellt werden, wird Sie nicht weiterbringen, wenn Sie sich nicht richtig ernähren. Dabei ist das keine Geheimwissenschaft, wie Sie sehen werden. Wenn Sie alle drei Stunden 20 bis 30 Gramm Protein zu sich nehmen, minderwertige Nahrungsmittel konsequent meiden und am Abend nicht zu viele Kohlenhydrate verzehren, dann ist schon viel getan, und Ihre Muskeln werden wachsen.

Die Ernährung ist auch der Schlüssel zur Kontrolle Ihres Fettanteils. Allein durch Training werden Sie kein Fett verlieren. Manche Trainer in den Sportstudios reden insbesondere den dort trainierenden Frauen ein, sie müssten nur bestimmte Übungen machen, und ihr Fett am Bauch, dem Po oder den Oberschenkeln würde dann auch an diesen Stellen wegschmelzen. Leider ist das nicht wahr. Es ist erwiesen, dass es nicht möglich ist, nur an bestimmten Stellen durch gezielte Übungen Fett loszuwerden. Wenn Sie mehr Kalorien zu sich nehmen als Sie verbrauchen, werden Sie Fett ansetzen. Wenn Sie weniger Kalorien zu sich nehmen als Sie verbrauchen, werden Sie Fett verlieren. So einfach ist das. Wer Fett abbauen will, sollte ergänzend zum Gewichtstraining auch aerobe Übungen (Laufband etc.) ausführen, bei denen ab einem bestimmten Moment Fett verbrannt wird.

Kein Trainingstagebuch führen

Viele erfolgreiche Bodybuilder führen ein Trainingstagebuch, in dem sie eintragen, welche Übungen sie mit welchen Gewichten ausgeführt haben. Dorian Yates betont die Wichtigkeit solcher Aufzeichnungen: »Sie lehren mich eine Menge. Sie zeigen mir, welche Bereiche ich verbessern konnte. Sie geben mir ein Feedback, welche Übungen, Sätze, Wiederholungen usw. funktionieren und welche nicht. Ich kann in meine Trainingsbücher schauen und sagen: ›Okay, zu diesem Zeitpunkt wuchs mein Körper wirklich. Was habe ich da gemacht?‹« [49]

Sie sollten ein Trainingstagebuch schon deshalb führen, damit Sie Ihre Rekorde aufzeichnen und nachschauen können, mit wie viel Gewicht Sie bestimmte Übungen ausgeführt haben. Verlassen Sie sich nicht auf Ihr Gedächtnis, das hier täuschen kann. Es wird Ihnen ein Gefühl der Befriedigung geben, wenn Sie notieren, dass Sie z.B. bei der Kniebeuge mit einem Gewicht so viele korrekte Wiederholungen geschafft haben wie nie zuvor. Sie werden umgekehrt auch feststellen, wenn Sie bei Ihrem Training stagnieren und deshalb unbedingt etwas ändern müssen.

Im Training geht es auch darum, zu experimentieren. Doch man muss die Ergebnisse vergleichen. Kein Physiker käme auf die Idee, Experimente durchzuführen, ohne Aufzeichnungen darüber anzufertigen. Deshalb sollten Sie sich noch heute ein Trainingstagebuch anschaffen, wenn Sie noch keines haben.

g. Experimentieren Sie!

Beim Training ist es wie beim Aufbau eines Vermögens: Es kommt zunächst darauf an, sich Wissen anzueignen und bestimmte Dummheiten zu vermeiden. »Man lernt aus eigener Erfahrung. Aber wenn möglich, sollte man besser aus den Erfahrungen anderer lernen«, sagte Warren Buffett, der erfolgreichste Investor und einer der reichsten Männer der Welt. Auch wenn Sie sich einen Grundschatz an Wissen über das Bodybuilding angeeignet haben, wie es z.B. in diesem Buch vermittelt wird, dann beginnt dennoch eine lange Reise mit vielen Experimenten, auf der Sie stets dazulernen werden.

Suchen Sie nach Fehlern in Ihrem Training! Wer glaubt, schon alles richtig zu machen, beschneidet seine eigenen Lernmöglichkeiten. Werner Otto, der erfolgreiche Unternehmer und Milliardär, wurde nicht müde, seinen Mitarbeitern zu predigen: »Versuche, deinen Fehlern, also dir selbst ins Gesicht zu sehen! Wir können uns nur in der Leistung steigern, wenn wir uns gründlich mit unseren Schwächen auseinandersetzen. Tüchtige, aktive Menschen machen die meisten Fehler; aber sie unterscheiden sich von den unfähigen dadurch, dass sie sich mit ihren Fehlern auseinandersetzen.«

Dorian Yates schreibt in seinem Buch: »Ich finde es überraschend, wie viele Leute es gibt, die schon seit vielen Jahren trainieren, aber irgendwie haben sie die Grundlagen verpasst. Tag für Tag und Jahr für Jahr kommen sie ins Studio und tun immer das Gleiche. Ich würde sie am liebsten anhalten und schütteln: ›Warum kommst du überhaupt noch her? Merkst du nicht, dass du das Gleiche tust, das du schon seit drei Jahren machst und dabei keinerlei Fortschritte gemacht hast?‹« [50]

Am besten lernen Sie, indem Sie experimentieren. Wenn Ihre Fortschritte stagnieren, probieren Sie ein anderes Trainingssystem. Haben Sie bislang mit vier Sätzen zu acht Wiederholungen trainiert, dann testen Sie das Ein-Satz-Training. Und umgekehrt: Wenn Sie mit dem Ein-Satz-Training eine Weile keinen Erfolg mehr hatten, probieren Sie es mit zwei oder drei Sätzen. Oder führen Sie zehn Sätze von einer einzigen Übung (z.B. Kniebeugen, Dips oder Klimmzüge) aus. Haben Sie bisher stets im Bereich von sechs bis acht Wiederholungen trainiert, dann probieren Sie es einmal mit 12 bis 15. Oder sogar mit 20! Tom Platz hat sogar manchmal Sätze mit 100 Kniebeugen ausgeführt. Haben Sie den Mut, Neues auszuprobieren!

Allerdings hat das nur einen Sinn, wenn Sie eine Weile – in der Regel einige Monate – bei einem bestimmten Trainingssystem bleiben und regelmäßige Aufzeichnungen in Ihrem Trainingstagebuch machen. Denn wie wollen Sie beurteilen, ob ein bestimmtes Trainingssystem bei Ihnen »wirkt«, wenn Sie es nur drei Wochen lang durchführen? Der Zeitraum ist viel zu kurz.

Wann sollten Sie etwas in Ihrem Training ändern? Wenn Sie über einen gewissen Zeitraum stagnieren und weder an Muskeln noch an Kraft zulegen. Das können Sie beurteilen, wenn Sie ein Trainingstagebuch führen und regelmäßig Fotos von sich machen sowie Ihre Maße nehmen.

Lernen Sie von dem Schachgenie Garri Kasparow, der seinen einzigartigen Erfolg in dieser Sportart vor allem auf die Experimentierfreudigkeit zurückführte: »Neue Arten der Problemlösung finden wir nur, indem wir nach neuen Wegen suchen und den Mut haben, sie zu beschreiten. Natürlich führen sie nicht alle zum Ziel, doch je mehr wir experimentieren, desto erfolgreicher verlaufen die Experimente. Durchbrechen wir unsere Gewohnheiten, sogar diejenigen, mit denen wir uns eigentlich wohlfühlen, um nach neuen und besseren Methoden zu suchen.« [51]

Jim Williams, einer der besten Bankdrücker in der Geschichte, der 1971 mit 300 Kilogramm einen Weltrekord aufstellte und später 700 Pfund (317,5 kg) drückte, bekannte: »Ich veränderte mein Training sehr oft. Mir war klar, dass meine Muskeln nur darauf warteten, sich an ein Training zu gewöhnen und nicht mehr zu wachsen. Aber ich führte sie an der Nase herum, indem ich immer wieder die Trainingsmethode wechselte.« [52]

Seien Sie mutig und tun Sie auch mal »verrückte« Sachen im Training. Vielleicht machen Sie statt Ihres normalen Brusttrainings einfach mal zehn Sätze Dips. Oder Sie kombinieren verschiedene Intensitätstechniken, die Sie noch nie probiert haben. Wenn Sie am nächsten Tag einen extremen Muskelkater haben, wissen Sie, dass Sie den Muskel offenbar in einer ganz anderen Weise gefordert haben als bisher.

Wollen Sie einmal etwas wirklich »Verrücktes« lesen? Der Profi-Bodybuilder Ben Pakulski schreibt: »Um zu wachsen, müssen Sie mehr machen als Ihr Körper gewohnt ist. Es gibt mindestens 30 Wege, wie man das Training einer schwachen Körperpartie angehen kann, aber keiner ist effektiver für das unmittelbare Wachstum und Feedback als Overreaching.«

Was damit gemeint ist? Pakulski trainiert die fragliche Körperpartie über fünf Tage hinweg jeden zweiten Tag zweimal täglich, also sechs Trainingseinheiten für diese Körperpartie. Sein erstes Workout des Tages besteht aus schweren Gewichten mit explosiver Ausführung der konzentrischen Bewegungsphase. Vier bis fünf Stunden später, nach zwei Mahlzeiten und einem Mittagsschlaf, kehrt er zurück ins Studio und absolviert eine zweite Trainingseinheit für dieselbe Körperpartie. Jetzt erschöpft er die Muskeln mit mehr Isolationsübungen, Supersätzen, Reduktionssätzen und anderen Intensitätstechniken. Nachdem er diese Schocktherapie angewandt hat, geht er allerdings drei Tage gar nicht ins Studio, damit sich sein Körper erholen und wachsen kann. [53]

Allerdings gibt es auch Bodybuilder, die über viele Jahre immer an dem gleichen Trainingssystem festgehalten haben. Vom achtmaligen Mr. Olympia Ronnie Coleman heißt es, er trainiere im Prinzip seit 15 Jahren gleich. [54] »Natürlich kann Abwechslung Ihre Workouts aufpeppen und Ihren Muskeln einen Wachstumsschock versetzen. Falls Sie jedoch bei einer Übung kontinuierlich stärker werden, sollten Sie sie nicht gewaltsam durch eine andere ersetzen, bloß um etwas Neues zu machen. Finden Sie Übungen, die für Ihren Körper funktionieren, und verwenden Sie sie so lange, bis Sie an ein Plateau stoßen.« [55]

Manchmal können auch Verletzungen ein Anlass sein, Ihr Training zu variieren. Versuchen Sie, auch in einer ärgerlichen Zerrung etwas Positives zu sehen. Sie werden dann gezwungen, aus Ihrer Routine auszubrechen und mit anderen Übungen, anderen Wiederholungszahlen und anderen Geschwindigkeiten zu arbeiten.

*

KAPITEL 5

DIE ÜBUNGEN

Es gibt hunderte von guten Bodybuilding-Übungen – mit Langhanteln, Kurzhanteln, Zuggeräten und anderen Maschinen. In diesem Kapitel wird nur eine Auswahl von Übungen dargestellt, die nach meiner Meinung besonders wirkungsvoll sind und aus denen Sie Ihr Programm zusammenstellen sollten.

Neben den hier dargestellten Übungen gibt es noch viele weitere, und es gibt zahlreiche Bücher, in denen diese beschrieben sind. In den meisten Sportstudios gibt es die Maschinen, die ich hier beschreibe. Sollten die Geräte nicht vorhanden sein, ist das jedoch nicht schlimm, denn Sie können auch ausschließlich mit Lang- und Kurzhanteln trainieren. Ich empfehle Ihnen hierzu das Buch »Erfolgsorientiertes Hanteltraining« von Klaus Arndt, in dem viele Übungen mit Kurz- und Langhanteln dargestellt sind.

Bei allen Übungen ist es wichtig, dass Sie in der negativen Phase, also beim Herablassen des Gewichtes, tief einatmen und bei der positiven Phase, also dem Anheben des Gewichtes, ausatmen. Beachten Sie vor allem die Hinweise in Kapitel 4b zur korrekten Ausführung und zum Tempo der Bewegung.

a. Königsübung Kniebeuge

Tom Platz war ein sehr sympathischer Bodybuilder, der in den 80er Jahren außergewöhnliche Oberschenkel entwickelt hatte. Wenn Sie Fotos von seinen

Beinen sehen, denken Sie, er sei vielleicht auf einem Planeten wie dem Jupiter aufgewachsen, wo die Schwerkraft ein Vielfaches der Erdschwerkraft beträgt. 99 Prozent der Menschen sagen, solche Beine wollten sie nicht haben. Keine Angst! Selbst wenn Sie das wollten, wäre es aus drei Gründen unmöglich:

Erstens, weil die Wahrscheinlichkeit sehr gering ist, dass Sie die gleiche genetische Veranlagung haben wie Tom Platz. Zweitens, weil eine solche Muskelentwicklung ohne Einnahme anaboler Steroide unmöglich ist – und davon rate ich Ihnen entschieden ab. Und drittens, weil es unwahrscheinlich ist, dass Sie mit der gleichen Intensität trainieren könnten wie Tom Platz. Warum schreibe ich dann trotzdem über Tom Platz? Weil jeder, der seine Beine entwickeln will, eines von ihm lernen kann: die ungeheure Bedeutung der Kniebeuge.

Tom Platz hatte von Natur aus keine kräftigen Beine. »In der Highschool war ich sogar dafür bekannt, dass ich zwar einen gewaltigen Oberkörper, aber spindeldürre Beine hatte.« Viele seiner Kumpels von der Highschool sagten ihm später: »Mensch, weißt du noch, auf der Highschool hattest du so gut wie keine Beinmuskeln. Das fiel damals allen auf.« [56]

Das änderte sich erst in dem Moment, als Tom Platz begann, Kniebeugen zu machen. Platz fing an, sich in die Kniebeuge zu verlieben, bis er schließlich in super-korrekter Ausführung 15 Wiederholungen mit 280 Kilo schaffte. »Das wurde für mich beinahe eine eigene Sportart – neben dem Bodybuilding. Das Kniebeugen-Rack wurde für mich so was wie ein Altar, wo sich Leben und Tod vor meinen Augen abspielten, und ich habe auf jede Kniebeugen-Trainingseinheit gespannt gewartet... Ich weiß noch, wenn ich meine Kniebeugen machte, haben wir immer die Musik ausgemacht, im Studio hörten alle auf zu trainieren und schauten nur mir zu.« [57]

Die Kniebeuge ist mehr als nur irgendeine Übung, und deshalb widme ich ihr einen eigenen Abschnitt. »Die Kniebeuge«, schreibt Steve Holman in seinem Buch »Ironman's Masse Training«, »hat in der Geschichte des Bodybuildings mehr Muskelmasse aufgebaut als jede andere Übung.« [58] Viele wissenschaftliche Untersuchungen belegen, dass Kniebeugen die körpereigene Produktion von Hormonen, die den Muskelaufbau fördern, deutlich steigern. »Wenn Sie Kniebeugen in der hier beschriebenen Art und Weise trainieren, nämlich mit hoher Intensität, aber nicht so oft, dann hat das ähnliche Auswirkungen auf Ihren Körper wie die Zufuhr anaboler Steroide«, so Holman. [59] Dies ist sicher übertrieben, aber Tatsache ist, dass Kniebeugen nicht nur für die Entwicklung der Oberschenkel gut sind, sondern für die Entwicklung des gesamten Körpers.

Dr. Randall J. Strossen hat dem Thema Kniebeugen ein eigenes Buch gewidmet und behauptet, man könne damit in sechs Wochen 30 Pfund Muskelmasse aufbauen. Nun, auch das halte ich für übertrieben. Tatsache ist jedoch, dass Kniebeugen, wenn sie in der richtigen Weise durchgeführt werden, mehr zum Muskelaufbau beitragen als jede andere Übung im Bodybuilding.

In seinem Buch »Super-Kniebeugen« beschreibt Strossen das sog. 20er-Programm, das vereinfacht gesagt Folgendes beinhaltet: »Die Ausführung der 20er Kniebeuge ist an sich ebenso simpel wie das gesamte Programm: Erstens: Beladen Sie die Hantelstange mit dem Gewicht, das Sie normalerweise für zehn Wiederholungen verwenden. Dann machen Sie zwanzig Wiederholungen – kein Scherz. Zweitens: Bei jeder Trainingseinheit steigern Sie das Gewicht um wenigstens fünf Pfund.« [60]

Platzieren Sie die Hantel auf dem oberen Trapezmuskel – damit die Stange nicht schmerzt, sollten Sie diese mit einem Handtuch umwickeln oder, besser noch, ein Polster aus Schaumstoff verwenden. Wer ungeübt ist, dem fällt es manchmal schwer, das Gleichgewicht zu halten, und man muss dann kleine Hantelscheiben unter die Fersen legen. Das sollte jedoch nur ein Notbehelf sein, und Sie müssen Ihre Waden so dehnen, dass es Ihnen im Laufe der Zeit gelingt, ohne diese Hantelscheiben unter den Fersen zurechtzukommen.

Die Füße sollten ungefähr schulterweit platziert werden, die Fußspitzen ein wenig nach außen gerichtet. »Veranstalten Sie nichts Künstliches mit Ihrer Fußplatzierung«, rät Strossen, »der korrekte Stand sollte sich von allein ergeben«. [61] Es muss bei dieser Übung immer jemand hinter Ihnen stehen,

Kniebeuge

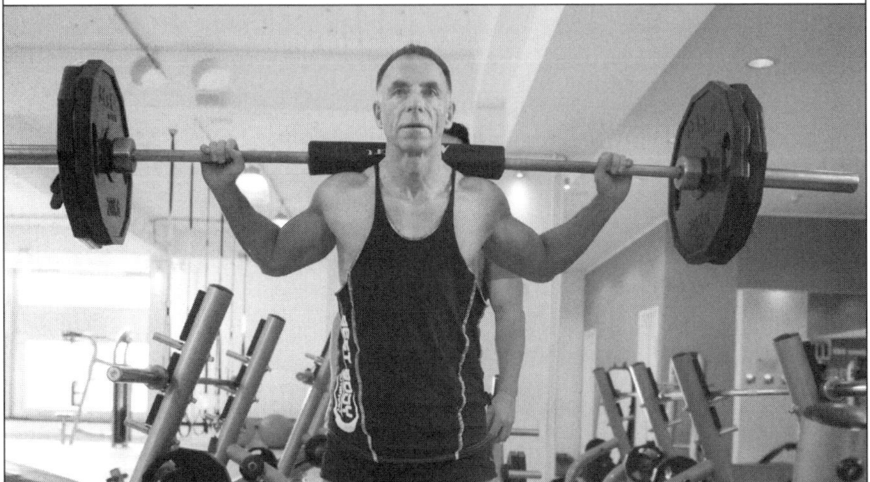

Foto: Guillemin

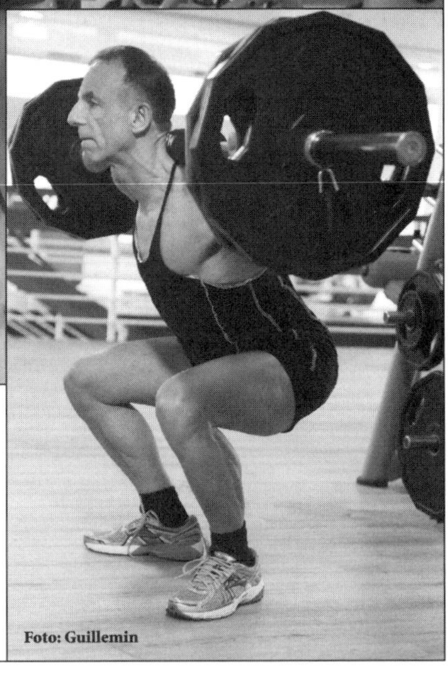

Foto: Guillemin

der in der Lage ist, Ihnen zur Not zu helfen, wenn Sie alleine nicht mehr hochkommen. Das wird zwar in der Praxis kaum passieren, aber es gibt Ihnen doch ein Gefühl der Sicherheit.

Tom Platz empfahl, bei der Kniebeuge ganz weit herunterzugehen, bis »der Hintern quasi den Boden berührt«. [62] Auch der achtfache Mr. Olympia Ronnie Coleman betonte: »Kompletter Bewegungsablauf ist total wichtig – nicht nur bis zur Parallelen runtergehen. Der Hintern muss nahezu die Hacken berühren. Es ist eine falsche Annahme, dass man ›nicht aus dem Loch kommt‹, wenn man ganz nach unten geht. Das Gegenteil trifft zu: Je weiter man nach unten geht, desto mehr wird die Oberschenkelmuskulatur zusammengepresst und desto mehr explosive Energie hat man bei der Aufwärtsbewegung.« [63] Ich will dem einerseits nicht widersprechen, andererseits steigt das Verletzungsrisiko für den unteren Rücken und die Knie, wenn man so weit nach unten geht. Deshalb ist es vielleicht besser, dem Rat vieler Experten zu folgen und nur soweit herunterzugehen, bis die Oberschenkel parallel zum Boden sind. Wichtig ist dabei auf jeden Fall, dass man den Rücken gerade und ständig unter Spannung hält, um Verletzungen zu vermeiden.

Sie müssen bei der Kniebeuge besonders tief ein- und ausatmen. Wenn Sie 20 Wiederholungen machen, wird Ihnen auch gar nichts anderes übrig bleiben, weil Ihr Herz immer schneller schlägt und Ihre Oberschenkel eine Menge Sauerstoff verbrauchen. Die Kniebeuge trainiert nicht nur Ihre Muskeln, sondern auch Ihre Ausdauer sowie den wichtigsten Muskel, den Sie haben, nämlich Ihr Herz.

Schon nach zehn Kniebeugen werden Sie das Gefühl haben, es ginge nicht mehr weiter, aber Sie werden merken, es geht doch immer noch eine. Lassen Sie denjenigen, der hinter Ihnen steht, laut zählen, das wird Sie motivieren. Je weiter Sie in dem Satz voranschreiten, desto mehr müssen Sie jede einzelne Wiederholung unter Aufbietung Ihrer gesamten Willenskraft erzwingen.

Wenn Sie den Satz beendet haben, werden Sie einige Minuten brauchen, um sich davon zu erholen. Das Ganze ist für den Körper extrem anstrengend, und deshalb sollten Sie normalerweise tatsächlich nur diesen einen Satz machen. Natürlich, dies habe ich zuvor schon erwähnt, müssen Sie sich vor dem einen Arbeitssatz gründlich aufwärmen und einige Kniebeugen nur mit der Hantelstange sowie mit Gewichten machen, die etwa 50 Prozent dessen betragen, was Sie bei dem eigentlichen Arbeitssatz zu leisten vermögen.

Machen Sie solche Sätze höchstens zwei Mal in zehn Tagen, nicht häufiger. Ich empfehle dabei, an einem Tag 20 Wiederholungen zu machen und an dem anderen Tag mit einem etwas schwereren Gewicht etwa zehn bis zwölf Wiederholungen. An beiden Tagen sollten Sie jedoch, so lange wie Ihnen dies möglich ist, das Gewicht erhöhen, und zwar jedes Mal um 2,5 Kilo. Das heißt, Sie legen auf jede Seite der Hantel 1,25 Kilo mehr auf, und zwar sowohl an dem Tag mit mehr Wiederholungen als auch am Tag mit weniger. Natürlich können Sie das nur über einige Wochen oder Monate durchhalten – danach müssen Sie sich eine Pause mit diesem Programm gönnen, bevor Sie mit einem neuen Zyklus starten.

Wenn Sie mit dem 20er-Programm beginnen, dann empfehle ich, dass Sie nur für diesen einen Satz ins Studio gehen. Da Sie sich zuvor länger aufwärmen und dehnen müssen, wird das Ganze dennoch eine halbe Stunde dauern. Aber das Wichtigste ist, dass Sie ehrlich zu sich sagen können, dass Sie bei diesem einen Satz wirklich alles gegeben haben. Nach dem Satz Kniebeugen sollten Sie sich ausruhen und einige Minuten später einen oder zwei Sätze für Ihre Waden trainieren.

Später, wenn Sie sich an diese Belastung gewöhnt haben, können Sie nach der Kniebeuge auch noch einige Sätze (aber nicht zu viele) mit weiteren Übungen für Ihre Oberschenkel durchführen, aber am Anfang empfehle ich, Ihre gesamte mentale Kraft nur auf diesen einen Satz zu konzentrieren.

b. Weitere Übungen für Oberschenkel und Waden

Beinpressen

Neben Kniebeugen ist das Beinpressen die beste Übung für die vordere Ober-

Beinpressen

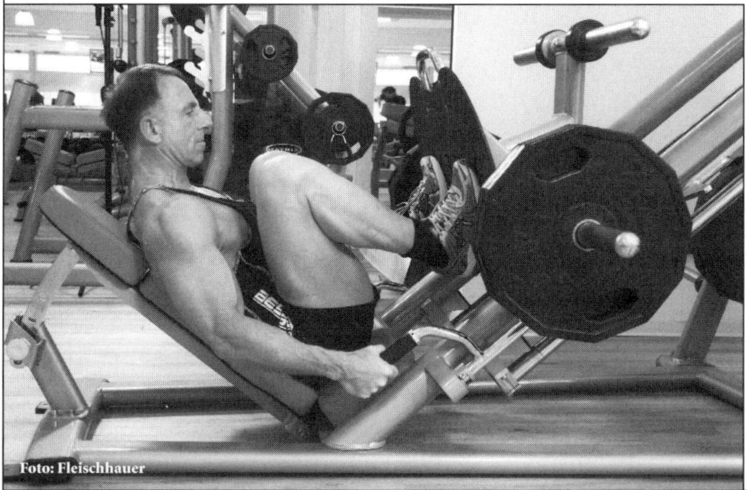

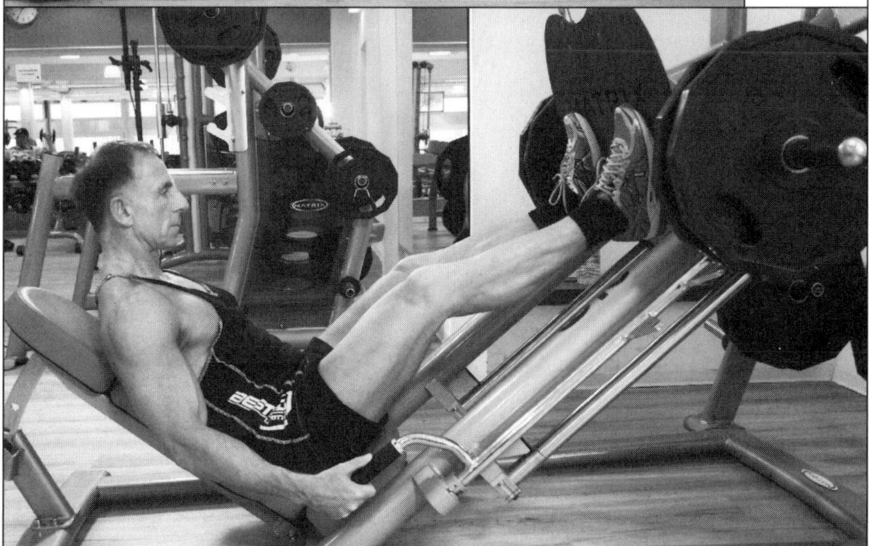

schenkelmuskulatur (also den Quadrizeps), daneben werden indirekt auch die Gesäßmuskeln und der Beinbizeps trainiert. Viele Bodybuilder schätzen diese Übung. Nach Meinung von Mr. Olympia Phil Heath ist die Beinpresse »die natürliche Folgeübung zu Langhantel-Kniebeugen«. [64]

Stellen Sie die Füße auf die Plattform, entriegeln Sie das Gewicht, lassen Sie es langsam herab und bringen Sie die Knie so nah wie möglich an die Brust. Achten Sie dabei jedoch darauf, dass sich der untere Rücken nicht vom Rückenpolster abhebt, denn das könnte zu Verletzungen an der Wirbelsäule führen. Drücken Sie das Gewicht dann wieder in die Ausgangsstellung zurück, aber drücken Sie die Knie nicht ganz durch, damit die Oberschenkelmuskulatur unter ständiger Spannung bleibt.

Beinstrecken

Eine Maschine für das Beinstrecken gibt es in jedem Sportstudio. Es handelt sich um eine Isolationsübung für den Quadrizeps. Stellen Sie das Gerät so ein, dass Ihre Füße in der Ausgangsposition nach hinten angewinkelt sind, damit Sie den vollen Bewegungsumfang absolvieren. Die Waden sollten also in der Ausgangsstellung weit zurückgenommen werden, um die Quadrizepse zu Beginn der Bewegung optimal zu dehnen. Sie strecken die Knie ganz durch, verharren einen Moment in der durchgestreckten Stellung und gehen dann langsam wieder nach unten. Achten Sie darauf, dass die oberen Gewichtsblöcke nicht den Rest des Stapels berühren, sondern halten Sie einen Zentimeter vorher an.

Wenn Sie in der durchgestreckten Stellung für eine oder zwei Sekunden den Oberschenkel bewusst anspannen, werden Sie schnell ein starkes und zunehmend unerträgliches Brennen in den Beinen fühlen. Entscheidend für den Erfolg dieser Übung ist, dass Sie jetzt nicht aufhören, sondern trotzdem weitermachen. Außer bei den Wadenübungen werden Sie keine andere Übung kennenlernen, bei der Sie ein so starkes, schmerzhaftes Brennen spüren. Hier gilt jedoch besonders der Satz: »No pain, no gain.« Sie müssen

Beinstrecken

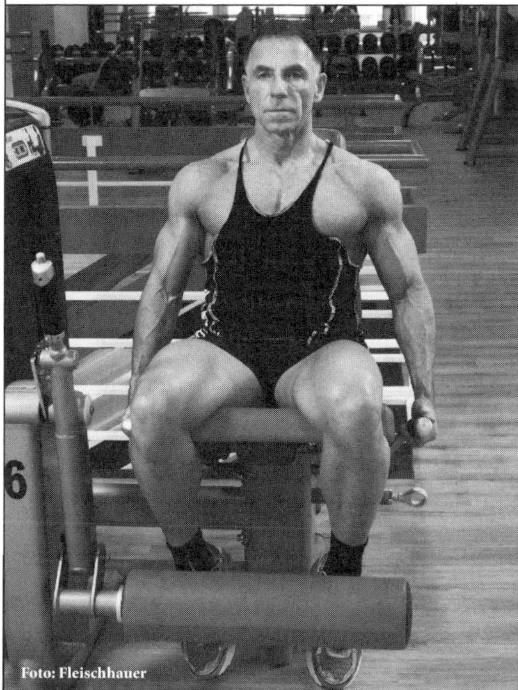

Foto: Fleischhauer

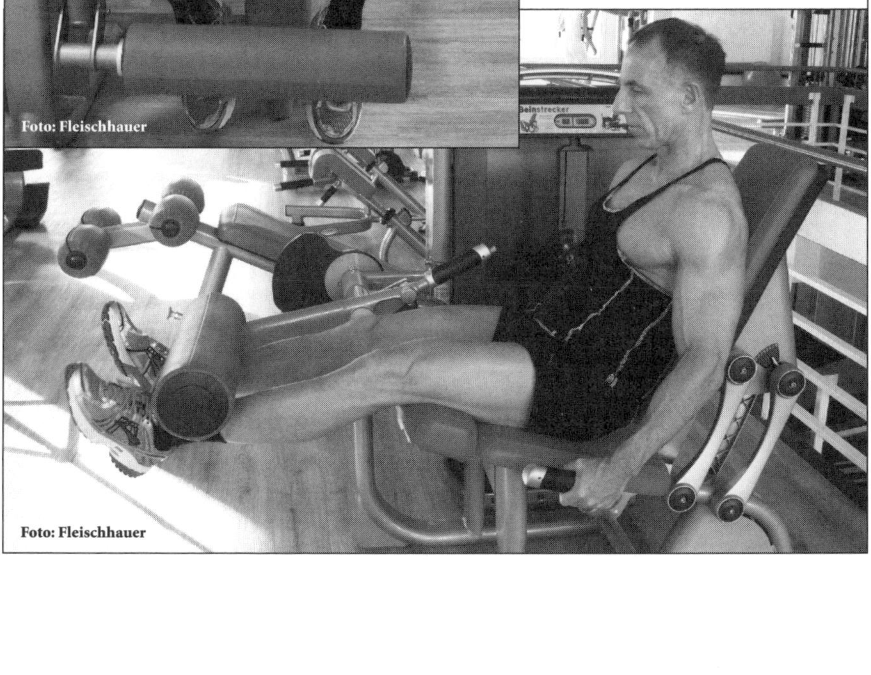

Foto: Fleischhauer

durch die Schmerzgrenze hindurch trainieren, was gerade bei dieser Übung eine besondere Herausforderung ist.

Beincurls

Diese Übung trainiert den hinteren Oberschenkelmuskel, den »Beinbizeps«. Positionieren Sie Ihre Füße so, dass das Polster knapp oberhalb der Fersen auf der Achillessehne anliegt. Ziehen Sie es dann hoch bis zu Ihrem Gesäß. Es ist wichtig, dass das Polster das Gesäß berührt, nur dann haben Sie den vollen Bewegungsumfang absolviert. Dort verharren Sie für eine Sekunde und lassen das Gewicht dann langsam in die Ausgangsposition zurück. Achten Sie darauf, dass nicht der gesamte Körper bei dieser Bewegung »abhebt«, denn die Arbeit soll ja möglichst isoliert vom Beinbizeps geleistet werden. Falls Sie einen Trainingspartner haben, kann dieser Ihre Taille nach unten drücken, damit die Belastung auch wirklich allein auf dem Beinbizeps liegt.

In den meisten Studios gibt es eine Beincurlmaschine für liegende Beincurls, in anderen Studios gibt es Maschinen, in denen Sie die Beincurls sitzend ausüben oder stehend mit jeweils einem Bein. Alle Varianten sind gut, doch nutzen Sie den vollen Bewegungsumfang!

Sumo-Kreuzheben

Auch dies ist eine Übung, die vorwiegend den Beinbizeps beansprucht, aber auch den unteren Rücken. Es gibt mehrere Varianten des Kreuzhebens, die unterschiedliche Muskelgruppen beanspruchen. Bei dieser Variante wählen Sie einen betont weiten Stand, so wie ein Sumo-Ringer. Die Füße sollten also deutlich weiter als schulterbreit auseinanderstehen und die Zehen nach außen weisen. Fassen Sie die Langhantel ungefähr schulterweit und gehen Sie sehr tief in die Hocke. In der Ausgangsposition sollte die Langhantelstange Ihr Schienbein berühren. Je enger sich die Langhantel an den Beinen befindet, desto größer ist der mechanische Vorteil bei dieser Übung, sodass Sie mehr

Beincurls

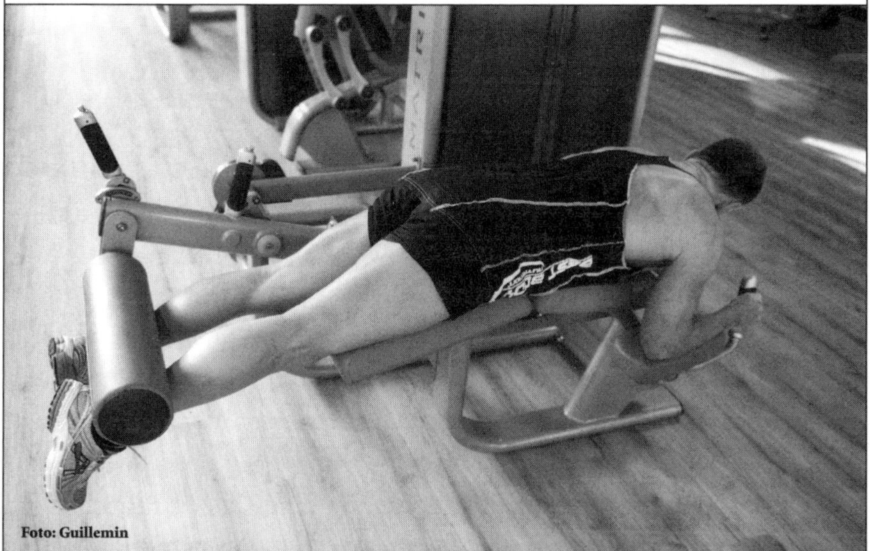

Foto: Guillemin

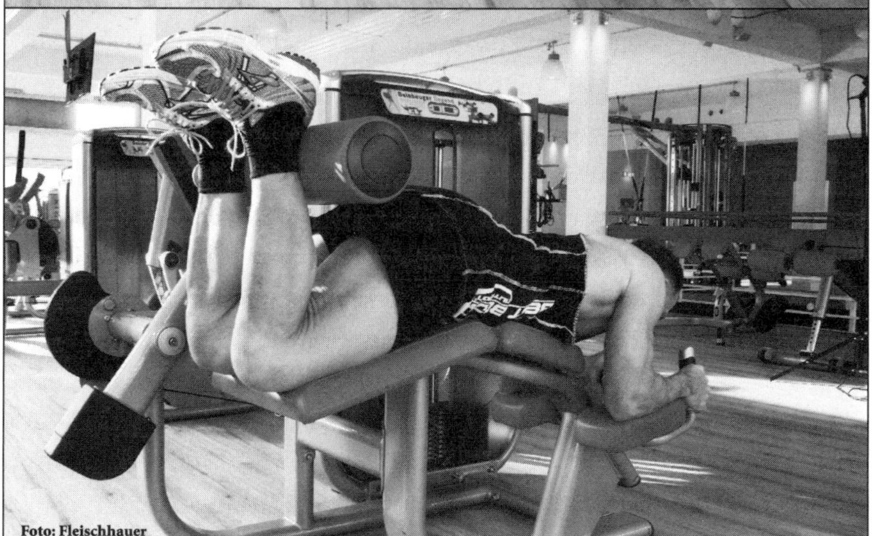

Foto: Fleischhauer

Sumo-Kreuzheben

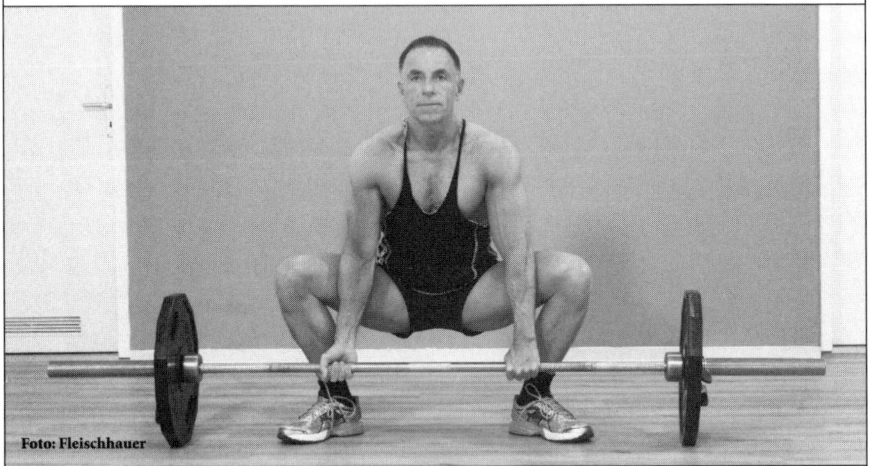
Foto: Fleischhauer

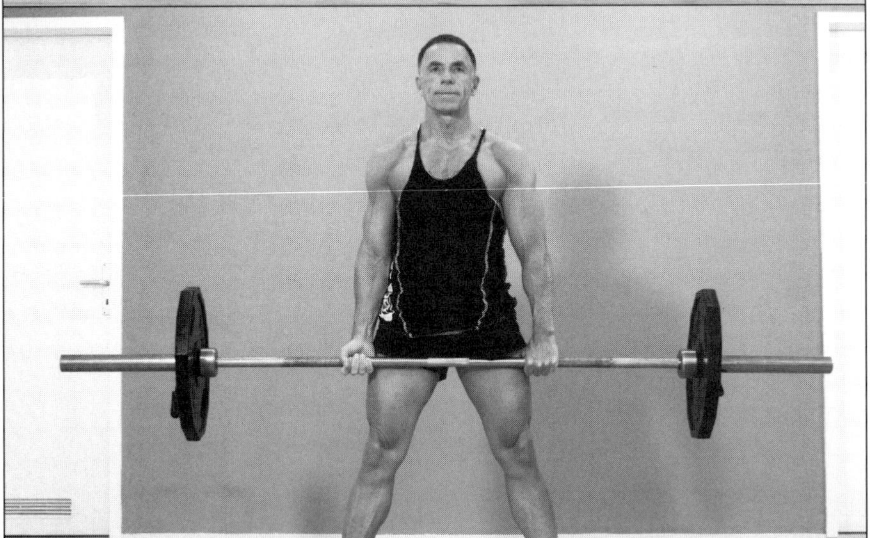
Foto: Fleischhauer

Wiederholungen oder mehr Gewicht bewältigen können. Der Oberkörper ist dabei so aufrecht wie nur möglich. Dann richten Sie sich auf und konzentrieren sich darauf, dass die Bewegung wirklich aus den Beinen kommt und nicht aus dem Rücken.

»Das Entscheidende beim Sumo-Kreuzheben ist, die Arme als Haken fungieren zu lassen, mit deren Hilfe Sie die Hantel ›umklammern‹... Wir empfehlen Ihnen, die Hantel stets mit einem Wechselgriff zu umfassen (die eine Hand supiniert, die andere proniert). Die Forschung zeigt, dass ein Wechselgriff die Kontrolle über die Hantel erleichtert und auf diese Weise mehr Wiederholungen ermöglicht als ein beidhändiger Obergriff (proniert).« [65] Der Wechselgriff verhindert, dass die Hantel rollt und Ihren Händen entgleitet.

Ausfallschritt mit der Langhantel

Diese Übung wird gerne von Frauen ausgeführt, weil sie neben den Oberschenkeln auch für das Gesäß gut ist. Aber auch männliche Profi-Bodybuilder wie etwa Mr. Olympia Ronnie Coleman schwören auf diese Übung.

Legen Sie eine Langhantel auf Ihren Schulterblättern ab, so wie bei der Kniebeuge. In der Ausgangsstellung stehen die Füße nebeneinander. Setzen Sie nun den linken Fuß mit einem großen Schritt nach vorne und beugen Sie das linke Bein, bis Sie mit dem rechten Knie den Boden berühren. Danach drücken Sie sich mit dem linken Bein hoch. Nehmen Sie die Ausgangsstellung wieder ein und führen den Ausfallschritt mit dem anderen Bein aus. Der Rücken muss bei dieser Bewegung gerade gehalten werden, der Blick ist nach vorne gerichtet.

Wenn Sie die Übung erstmals ausführen, nehmen Sie nur die Stange ohne Gewicht, um die Technik zu erlernen. Später legen Sie moderate Gewichte auf. Wählen Sie das Gewicht so, dass Sie sechs bis zehn Schritte schaffen. Diese Übung fordert nicht nur Ihre Muskulatur, sondern auch Ihre Kondition.

Ausfallschritt

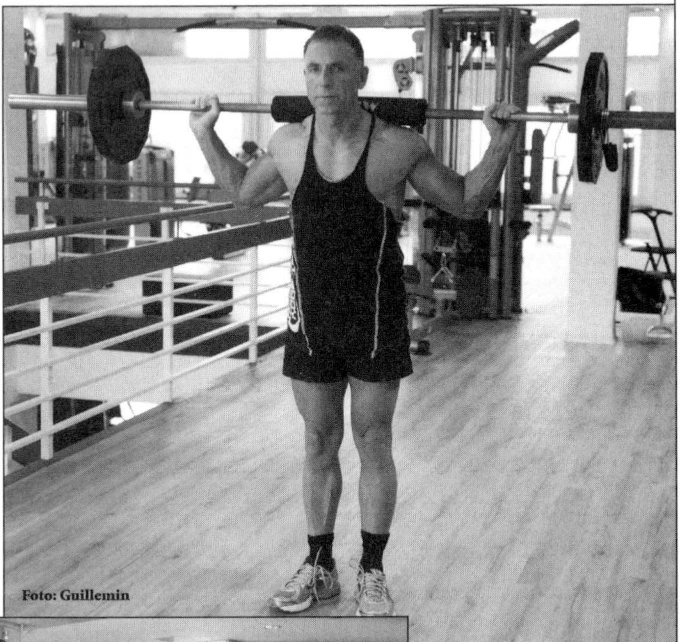
Foto: Guillemin

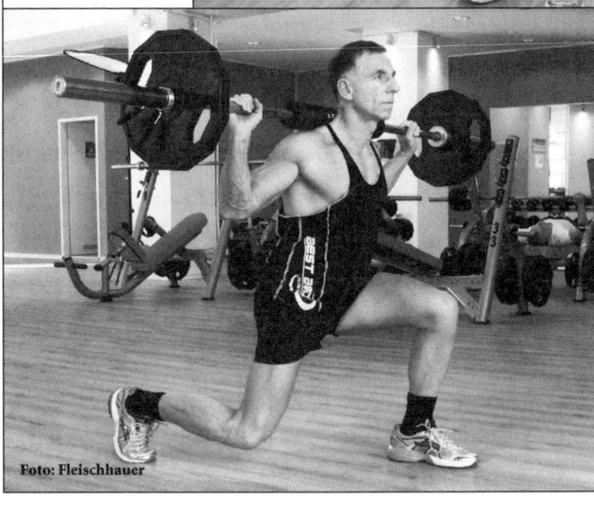

Foto: Fleischhauer

Wadenheben sitzend

Diese Übung trainiert die Waden, und zwar an einer Wadenmaschine, bei der Sie sitzen, wobei die Knie unter einem Polster positioniert sind. Ihre Zehen bzw. Fußballen sollten so positioniert sein, dass sie nicht abrutschen. Gehen Sie dann langsam nach unten, und zwar so weit wie irgend möglich. Aus dieser Position gehen Sie auf die Zehenspitzen – so wie ein Balletttänzer. Sind die Wadenmuskeln in der oberen Position voll kontrahiert, dann verharren Sie eine oder zwei Sekunden in dieser Position, bevor Sie das Gewicht wieder herablassen. Oft habe ich beobachtet, dass gerade diese Bewegung viel zu schnell ausgeführt wird, mit rasch wippenden Bewegungen. Damit erreichen Sie jedoch keine maximale Belastung der Wadenmuskulatur.

Auch bei dieser Übung werden Sie, ähnlich wie bei den Beinstreckungen, im Laufe des Satzes ein intensives Brennen im Zielmuskel spüren. Dies ist sehr schmerzhaft, und die Herausforderung besteht darin, dennoch nicht aufzuhören, sondern so lange weiterzumachen, bis Sie auch bei aller Willensanstrengung nicht mehr in der Lage sind, eine weitere Wiederholung durchzuführen.

Donkey-Wadenheben

Dies war eine der Lieblingsübungen von Arnold Schwarzenegger, der es damit schaffte, seine im Vergleich zum Rest des Körpers schwach entwickelten Waden zum Wachstum zu zwingen. Stellen Sie sich mit den Fußballen auf einen Block oder – wie auf dem Foto – auf eine erhöhte Stelle eines Trainingsgerätes. Beugen Sie sich aus der Hüfte heraus vor und stützen Sie sich mit Ihren Armen oder Ellbogen vorne ab. Bitten Sie eine andere Person, sich auf Ihren Rücken zu setzen. Die Person sollte weit hinten sitzen, damit der untere Rücken nicht belastet wird.

Gehen Sie auf die Zehenspitzen – so wie ein Balletttänzer – und verharren Sie eine oder zwei Sekunden in dieser Position, bevor Sie so weit wie möglich nach unten gehen. Achten Sie auch bei dieser Übung darauf, dass Sie den

Wadenheben sitzend

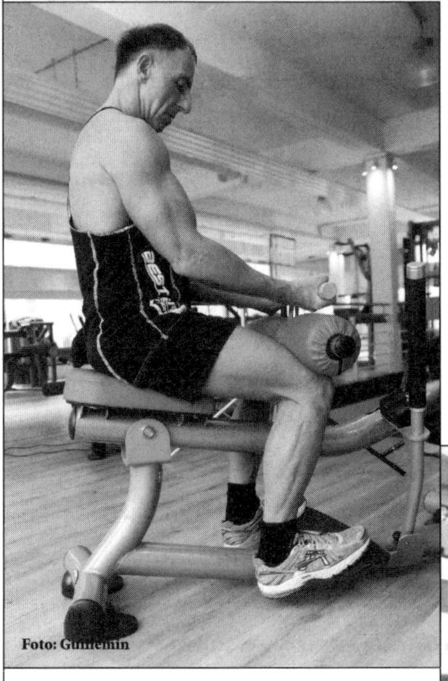

Foto: Guillemin

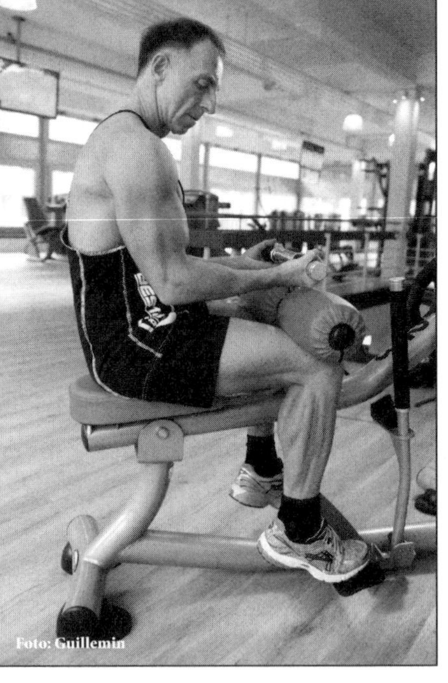

Foto: Guillemin

Donkey-Wadenheben

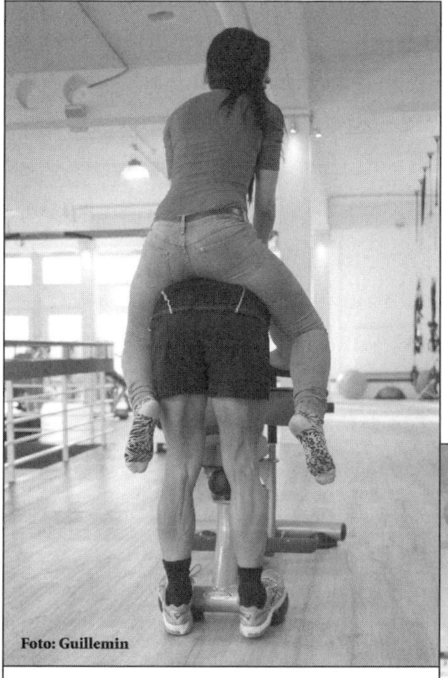
Foto: Guillemin

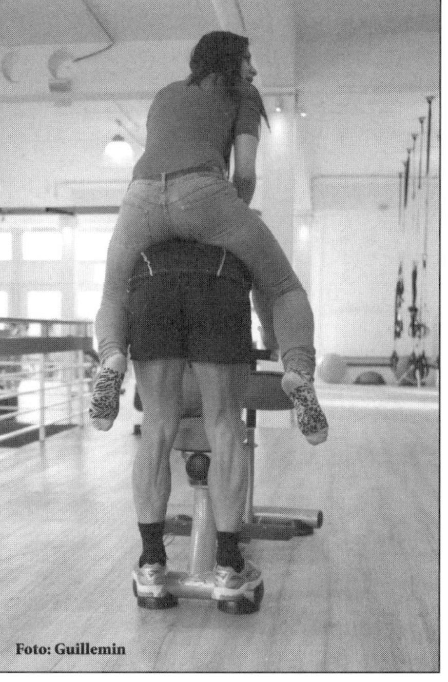
Foto: Guillemin

vollen Bewegungsradius nutzen und die Bewegung nicht zu schnell ausführen.

c. Brust

Flach- und Schrägbankdrücken

Flachbankdrücken ist vielleicht die beliebteste Übung in Sportstudios und die bekannteste für die Brustmuskulatur, wobei auch die Schultermuskeln, der Trizeps und der Rücken beansprucht werden. Wenn Sie die Stange weit greifen, werden eher die Brust- und Schultermuskeln belastet, je enger der Griff wird, desto stärker wird der Trizeps gefordert. Die Ausführung beim Drücken auf der Schrägbank ist ähnlich wie auf der Flachbank, nur dass die Belastung hier stärker auf die obere Brust und die Schultern wirkt. Beim Schrägbankdrücken schaffen Sie weniger Gewicht als beim Flachbankdrücken. Da Flachbankdrücken eher zu Verletzungen führen kann, empfehle ich, als Hauptübung für die Brust lieber auf das Schrägbankdrücken zu setzen.

Greifen Sie die Langhantel etwa schulterweit. Der Daumen sollte die Stange umschließen. Manche Bodybuilder meinen, dass sie mehr Gewicht schaffen, wenn die Hantelstange in den Handflächen liegt, ohne dass man sie mit dem Daumen umschließt. Davon rate ich dringend ab, denn das kann sehr gefährlich werden, wenn Sie schnell reagieren müssen.

Lassen Sie das Gewicht langsam herunter (aber nicht zu langsam), bis es die Brustwarzen leicht berührt. Manche Trainierende lassen die Hantel nicht weit genug nach unten, was dem Grundsatz widerspricht, den vollen Bewegungsradius auszuschöpfen. Andere wiederum lassen das Gewicht quasi von der Brust abprallen, was auch falsch ist.

Drücken Sie die Hantel dann zügig und kontrolliert wieder nach oben, bis die Arme durchgestreckt sind. Achten Sie bei der Bewegung darauf, dass Sie kein Hohlkreuz machen und nicht den Rücken anheben, denn es geht Ihnen ja – anders als Kraftdreikämpfern – nicht in erster Linie darum, ein maxima-

Schrägbankdrücken

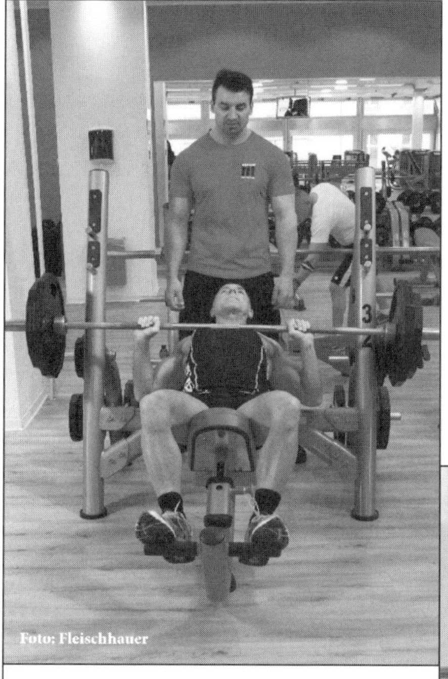

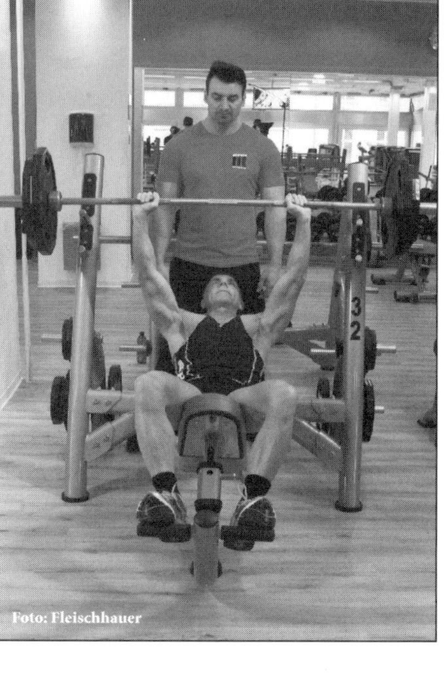

les Gewicht zu stemmen, sondern die Muskulatur gezielt zu belasten. Vergewissern Sie sich stets, dass die Hantelstange, wenn Sie sie ablegen, wirklich richtig in die dafür vorgesehene Ablage abgelegt wird, denn es besteht ein hohes Verletzungsrisiko, wenn Sie am Ende eines Satzes erschöpft sind und die Hantelstange nicht richtig zum Aufliegen kommt. Es sollte auf jeden Fall jemand hinter Ihnen stehen, damit er eingreifen kann, falls Sie es alleine nicht mehr schaffen. Zudem kann Ihnen dieser Partner bei Intensivwiederholungen helfen. Wenn Sie keinen Partner haben, der zuverlässig helfen kann, dann führen Sie die Übung an einer Maschine aus. Wenn Sie jedoch einen Partner haben, ist die Übung mit einer Langhantel der Maschinenübung in ihrer Wirkung überlegen.

Dips

Dies ist ebenfalls eine hervorragende Übung für die Brust, wobei auch die Trizepse und die Schultern trainiert werden. Sie werden nach dieser Übung merken, wie stark Ihre Brust »aufgepumpt« ist – mehr wahrscheinlich als beim Bankdrücken. Wenn Sie die Brust stärker als den Trizeps belasten wollen, dann sollten Sie Ihren Oberkörper neigen und in einem Halbkreis nach vorne absenken. Umfassen Sie die Holme an dem Barren, lassen Sie den Körper langsam in einem Halbkreis nach unten und drücken Sie dann nach oben in die Ausgangsposition zurück.

Wenn Sie mehr als zwölf korrekte Wiederholungen schaffen, können Sie sich ein Gewicht umhängen, um die Belastung zu erhöhen. Oder Sie kombinieren diese Übung zu einem Supersatz, indem Sie vorher sechs Wiederholungen fliegende Bewegungen oder die Übung an der Butterfly-Maschine ausführen und dann ohne eine Pause direkt so viele Dips ausführen, wie Sie schaffen.

Dips

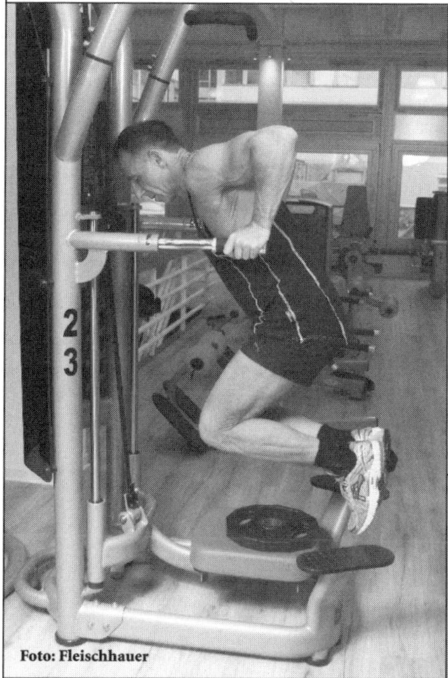

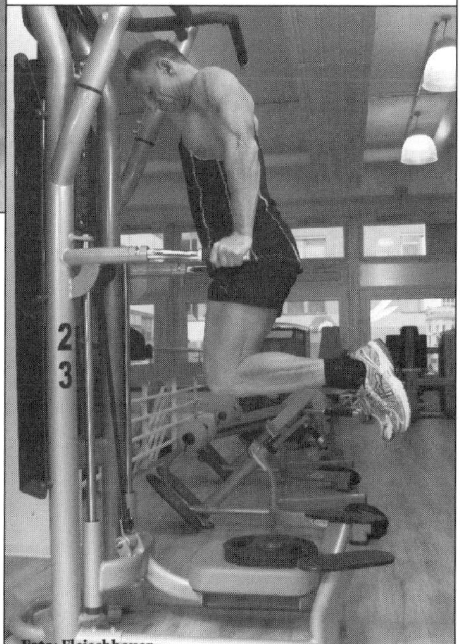

Fliegende Bewegung

Hierbei handelt es sich um eine Isolationsübung für die Brust, bei der zwar die Schultern etwas mit beansprucht werden, der Trizeps jedoch – anders als beim Bankdrücken und bei Dips – nicht. Sie können diese Übung auf einer Flachbank oder auf einer Schrägbank machen. Ich selbst mache sie stets auf einer Bank, die ein wenig – aber nicht zu stark – schräg eingestellt ist.

Legen Sie sich auf eine Bank und platzieren Sie die Füße fest auf dem Boden. Nehmen Sie zwei Kurzhanteln über Ihre Brust, die Handinnenseiten zeigen dabei zueinander, die Arme sind ein wenig angewinkelt. Wichtig: Lassen Sie die Arme während der ganzen Übung genau in diesem leichten Winkel. Andernfalls wird doch der Trizeps beansprucht. Lassen Sie die Arme herunter, bis Sie eine intensive Dehnung in der Brust spüren. Und dann bringen Sie diese in einem Halbkreis wieder nach oben, sodass sich die beiden Kurzhanteln über Ihrer Brust kurz berühren. Am leichtesten fällt es Ihnen, die richtige Ausführung herauszufinden, wenn Sie denken, dass Sie einen Menschen umarmen. Es handelt sich um eine »kreisende« Bewegung, nicht um eine Drückbewegung.

Einarmiges Kabelziehen

Dies ist eine der besten Isolationsübungen für die Brust, aber ich sehe sie nur relativ selten in Sportstudios, weil die meisten Trainierenden eher Kabelziehen über Kreuz mit beiden Armen ausführen. Ich finde jedoch, dass das Muskelgefühl in der Brust bei der einarmigen Ausführung sehr viel intensiver ist.

Stellen Sie sich aufrecht hin und positionieren Sie den Griff eines Kabelzuges ungefähr in Höhe Ihrer Brust oder etwas höher. Wenn Sie den Griff des Kabels mit der rechten Hand umfassen, bringen Sie ihn in einem Halbkreis zur Mitte des Körpers und etwas darüber hinaus, bis der Brustmuskel voll kontrahiert ist. Spannen Sie die Brust in dieser Position stark an. Sie können mit der linken Hand an Ihren rechten Brustmuskel fassen, um die Kontraktion zu spüren.

Fliegende Bewegung

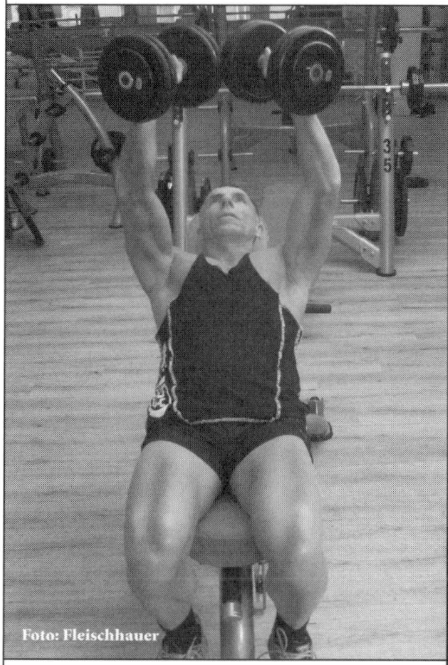

Foto: Fleischhauer

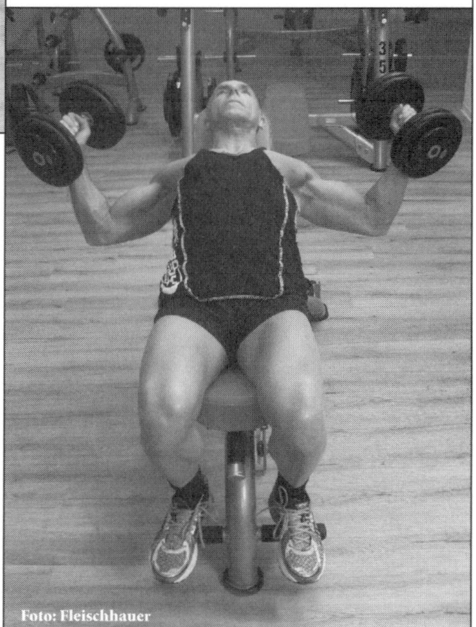

Foto: Fleischhauer

Einarmiges Kabelziehen

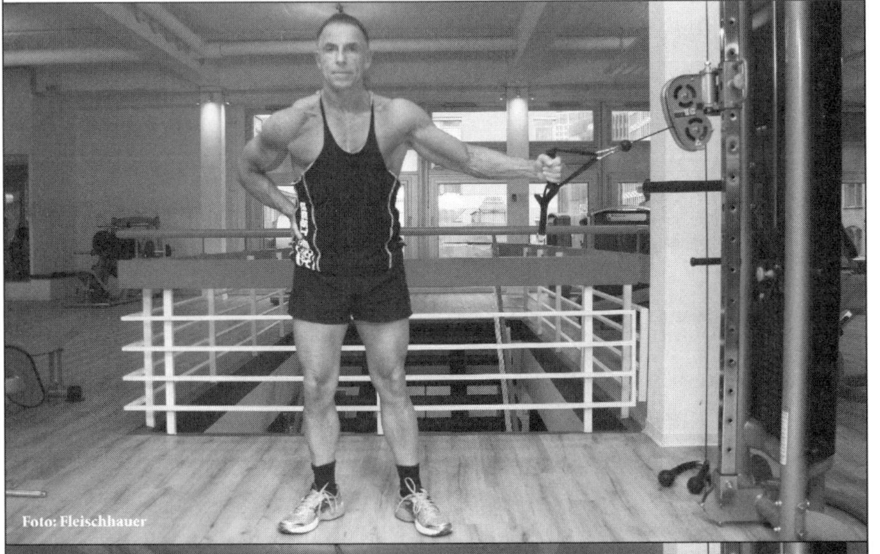

Foto: Fleischhauer

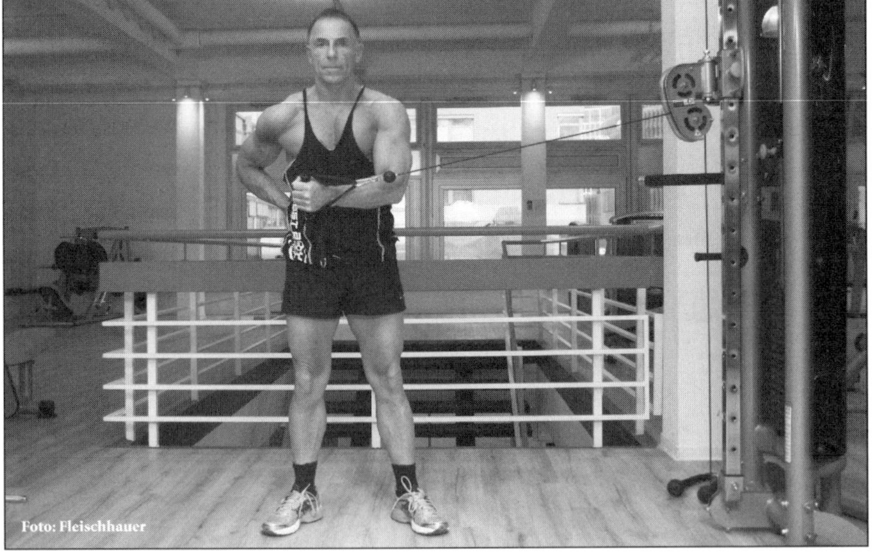

Foto: Fleischhauer

Es bedarf ein wenig Erfahrung, um diese Übung richtig auszuführen, aber Sie werden eine intensive Kontraktion in Ihrem Brustmuskel fühlen. Nach Meinung des legendären Bodybuilding-Trainers Vince Gironda ist diese Übung – zusammen mit Dips – die beste Übung für die Brust.

Sollten Sie unter einem Tennisarm leiden bzw. anfällig für diese Erkrankung sein, dann rate ich jedoch von dieser Übung ab, weil Sie hier fest greifen müssen und dies die Beschwerden verstärken kann.

Butterfly

In fast jedem Studio gibt es heute eine Butterfly-Maschine. Es handelt sich ebenfalls um eine Isolationsübung für die Brust, die der fliegenden Bewegung und dem Kabelziehen nicht ganz unähnlich ist. Drücken Sie mit Ihren Ellbogen gegen die Polster und führen Sie beide zusammen. Sie drücken nicht mit den Händen, sondern mit den Ellbogen, die auf dem Polster aufliegen.

Auch bei dieser Bewegung ist es wichtig, den vollen Bewegungsradius auszuschöpfen. Ich beobachte häufig, dass dies falsch gemacht wird. Sie müssen darauf achten, dass sich die beiden Polster wirklich kurz berühren, am besten halten Sie diese für eine oder zwei Sekunden zusammen. Und dann gehen Sie langsam (!) wieder zurück, bis die oberen Gewichtsblöcke den Rest des Stapels fast (aber nicht ganz) berühren. Ihr Körper muss an die Maschine gedrückt sein, sodass Sie die Bewegung wirklich mit der Brust ausführen.

d. Schulter

Kurzhanteldrücken

Viele Bodybuilder schwören als Schulterübung auf das Nackendrücken, bei dem eine Langhantel hinter dem Kopf nach oben gedrückt wird. Da das Verletzungsrisiko bei dieser Übung sehr hoch ist, sollten Sie als Grundübung für Ihre Schultermuskeln jedoch eher auf Kurzhanteldrücken setzen.

Butterfly

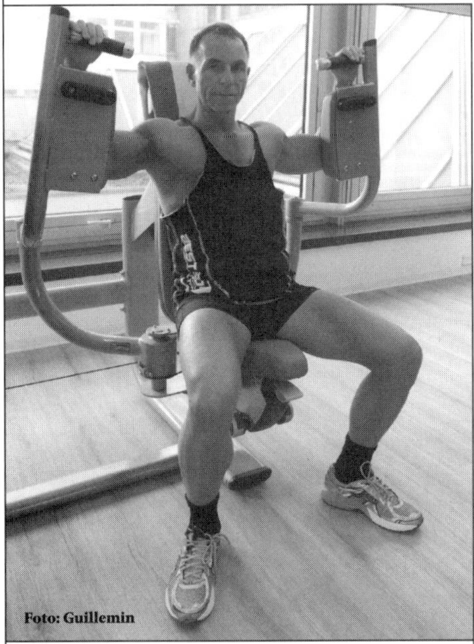

Foto: Guillemin

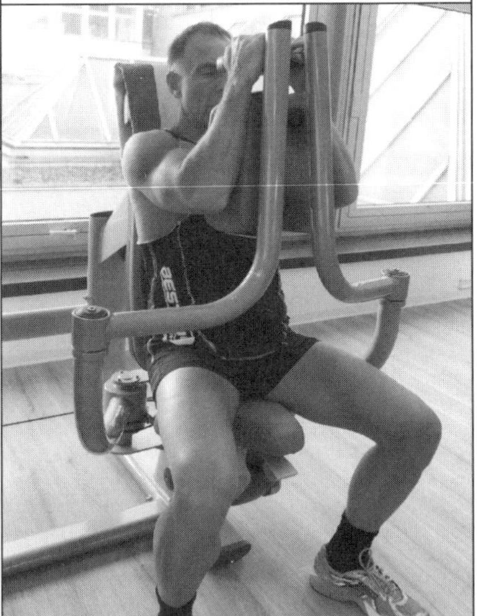

Foto: Guillemin

Kurzhanteldrücken

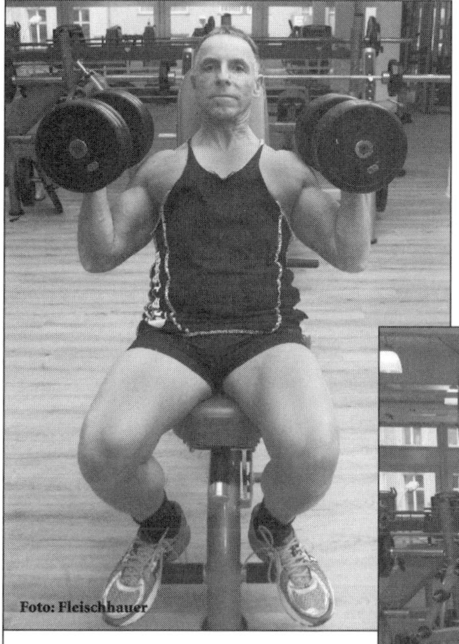
Foto: Fleischhauer

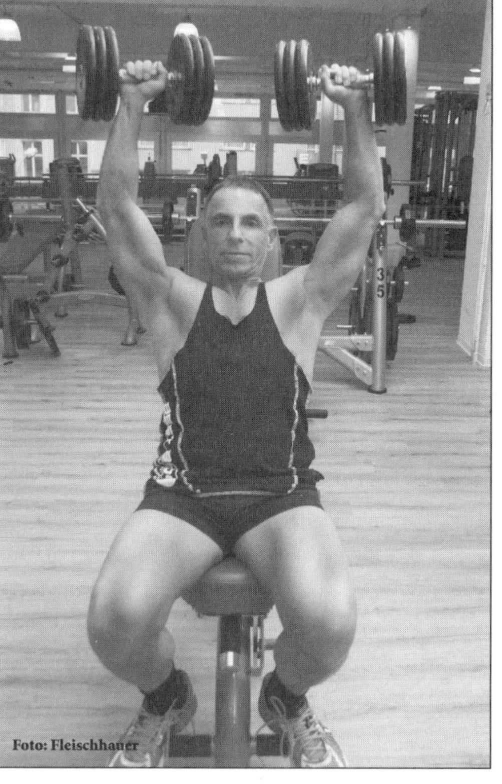
Foto: Fleischhauer

Auch Dorian Yates bevorzugt Kurzhantel- gegenüber Nackendrücken: »Ich mag Drückbewegungen und habe viel Nackendrücken mit freien Gewichten gemacht. Nackendrücken mit freien Gewichten [Yates meint hier mit der Langhantel] belastet jedoch die Schultergelenke zu stark und bringt sie in eine Position, wo Sie sich leicht verletzen können. Nackendrücken bringt das Schultergelenk in eine unnatürliche Rotation, Sie müssen daher vorsichtig sein... Ich mache Kurzhanteldrücken – das ist eine natürlichere Bewegung für die Deltamuskeln.« [66]

Beim Kurzhanteldrücken werden alle Schultermuskeln stark beansprucht, vor allem der vordere und der seitliche Deltamuskel. Stellen Sie eine Bank in einem steilen Winkel ein, etwas weniger als 90 Grad. Halten Sie zwei Kurzhanteln in Schulterhöhe, sodass die Daumen zu Ihrem Körper zeigen. Dann drücken Sie die Kurzhanteln zügig nach oben und drehen dabei die Hände so, dass am Schluss die beiden Hantelscheiben der Kurzhanteln in einer Linie sind bzw. die Daumen zueinander zeigen. Aus dieser Position lassen Sie die Kurzhanteln mit einer Armdrehung wieder nach unten.

Das Problem besteht oft darin, die Kurzhanteln vor der ersten Wiederholung in Position zu bringen, besonders, wenn Sie sehr schwere Gewichte verwenden. Manche lassen sich durch einen Trainingspartner helfen, der ihnen die Hanteln reicht. Obwohl das eine meiner stärksten Übungen ist, bei der ich sehr hohe Gewichte verwende, bevorzuge ich es, bei der ersten Wiederholung die Kurzhanteln mit einem kräftigen Schwung nach oben zu reißen – wobei Sie, ähnlich wie ein Gewichtheber oder ein Karatekämpfer, ruhig schreien können, denn das hilft bei der explosiven Kraftentfaltung. Allerdings brauchen Sie dabei einige Übung, damit Sie sich nicht verletzen. Roelly Winklaar warnt denn auch: »Der Versuch, ein derart schweres Gewicht selbst nach oben zu wuchten, führt oftmals zu einer Verletzung des Rückens oder einer Zerrung im Nackenbereich. Hinzu kommt, dass Sie mindestens eine Wiederholung verschenken, wenn Sie versuchen, die Gewichte ohne Hilfe in Position zu manövrieren.« [67] Lassen Sie sich also besser von einem Trainingspartner helfen.

Manche Trainierende führen diese Übung auch im Stehen aus. Ich kann darin keinen Vorteil erkennen, zudem wird Ihre Wirbelsäule dabei unnötig belastet. Hin und wieder können Sie die Übung variieren, indem Sie die Ellbogen nicht ganz durchstrecken, sodass die Schulter unter ständiger Spannung bleibt. Dabei müssen Sie dann allerdings das Gewicht etwas reduzieren.

Seitheben

Diese Übung für den seitlichen Deltamuskel führe ich lieber an der Seithebe-Maschine aus als mit Kurzhanteln, da die Maschine zur korrekten Ausführung der Übung zwingt und es hier leichter ist, sich auf die wichtige Spannung am oberen Ende der Bewegung zu konzentrieren.

Ähnlich wie bei der Butterfly-Maschine drücken Sie die Polster mit den Ellbogen hoch, und zwar so weit, bis sie auf Schulterhöhe sind. Wichtig ist, dass Sie dort eine oder zwei Sekunden innehalten und dann langsam bis fast in die Ausgangsposition zurückgehen. Sie sollten bei dieser Übung ein Gefühl dafür entwickeln, wann sich der Muskel zu sehr entspannt, und das Gewicht wieder nach oben drücken, bevor der Muskel entspannt.

Wenn Sie keine Maschine zur Verfügung haben, achten Sie bei der Ausführung mit Kurzhanteln darauf, dass die Arme ganz leicht angewinkelt sind. Sie können bei der Version mit Kurzhanteln entweder bis zur Schulterhöhe gehen oder auch darüber hinaus. Wenn Sie höher gehen, was ich persönlich bevorzuge, wird der Trapez-Muskel stärker beansprucht. Lassen Sie die Hanteln betont langsam herunter, aber nicht so weit, dass die Spannung wieder verloren geht.

Seitheben vorgebeugt

Diese Übung für die hinteren Deltamuskeln können Sie ebenfalls an einer Maschine oder mit Kurzhanteln ausführen. Da eine Maschine in vielen Studios nicht zur Verfügung steht, beschreibe ich die Ausführung mit Kurzhan-

Seitheben

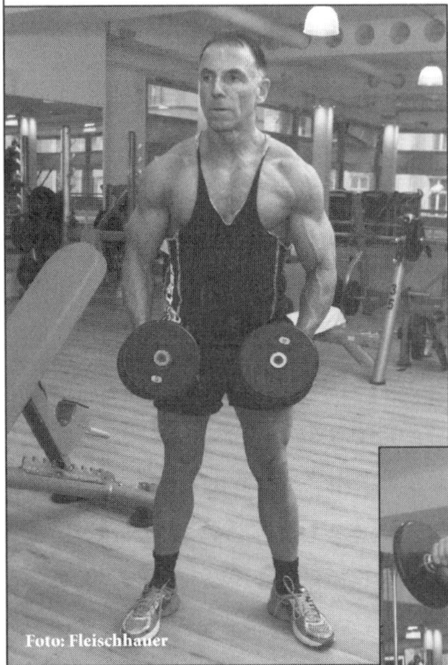
Foto: Fleischhauer

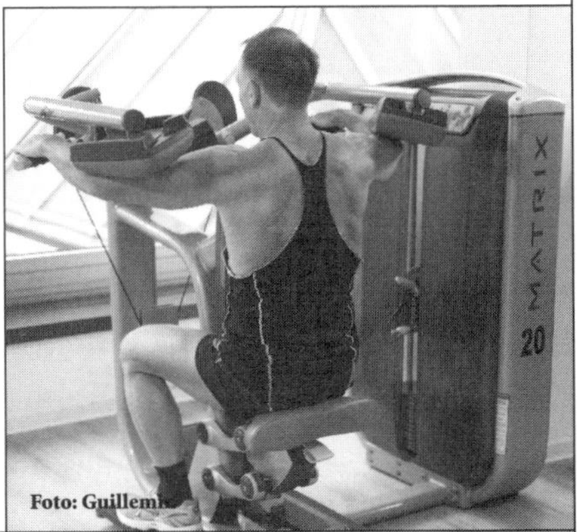
MATRIX
20
Foto: Guillemi

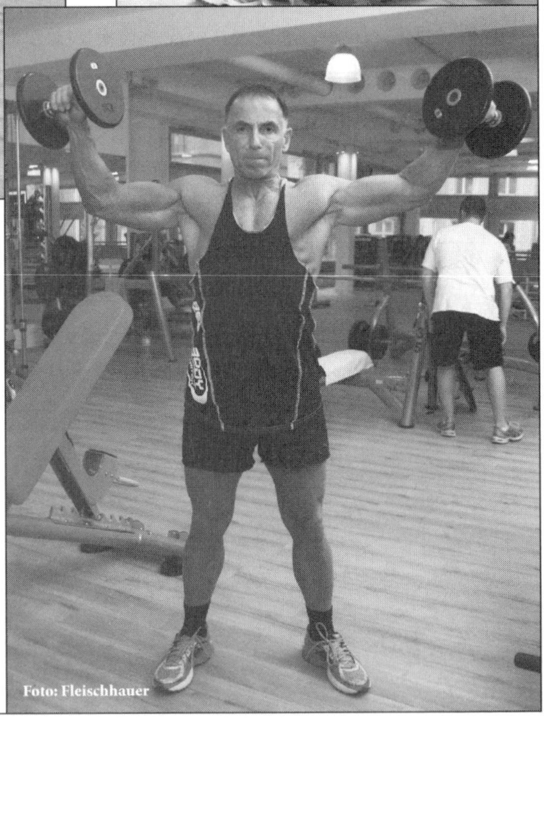
Foto: Fleischhauer

Seitheben vorgebeugt

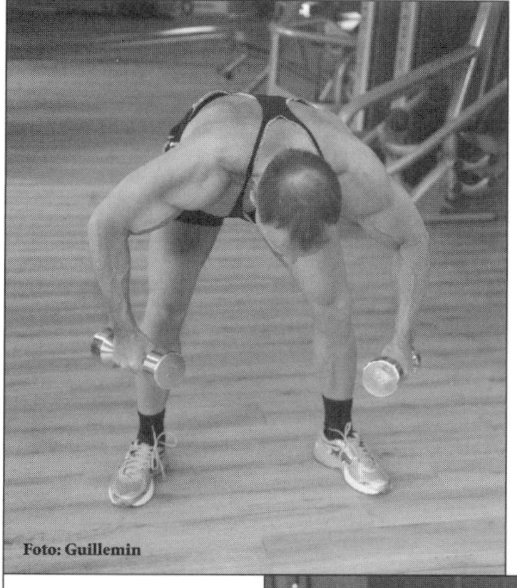

Foto: Guillemin

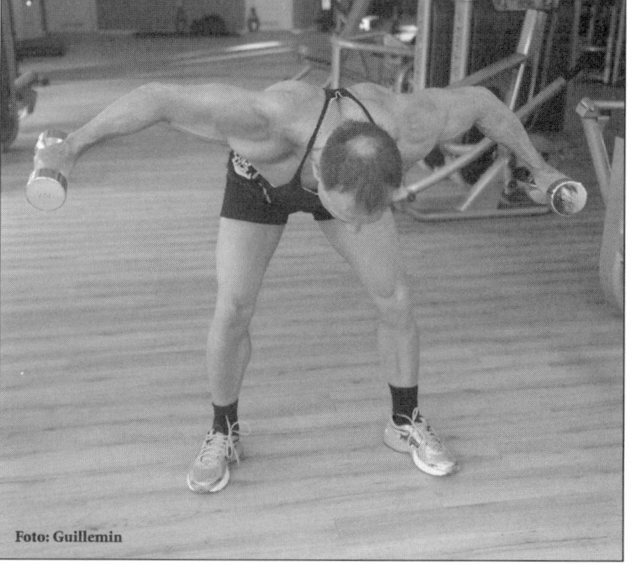

Foto: Guillemin

Seitheben für die hintere Schulter an der Maschine

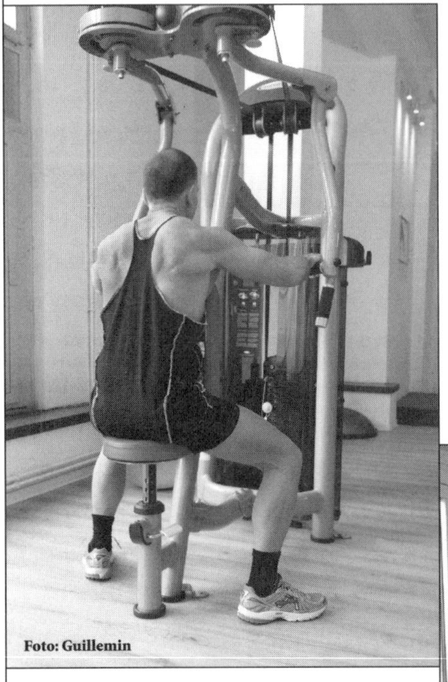

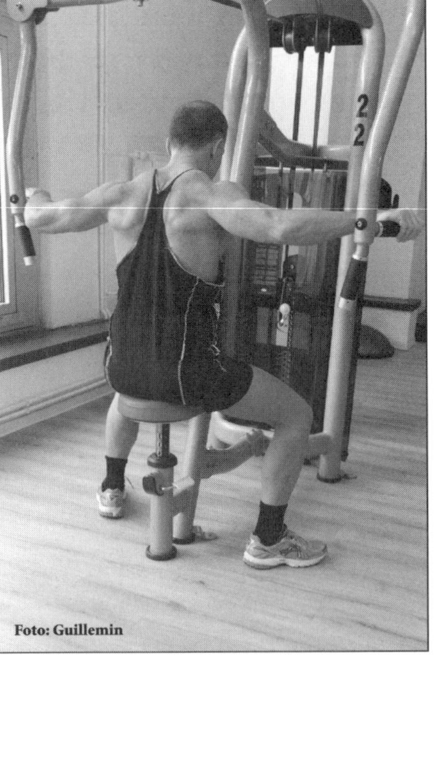

teln. Sie beugen den Oberkörper vor, bis die Brust fast parallel zum Boden ist. Die beiden Kurzhanteln halten Sie mit leicht angewinkelten Armen vor Ihrem Körper und führen sie dann in einem Bogen nach hinten zurück. Verharren Sie dann für eine oder zwei Sekunden in dieser Position, bevor Sie die Arme wieder langsam nach unten bringen.

e. Trizeps

Der Trizeps wird bereits bei vielen Brustübungen, so etwa beim Bankdrücken und bei den Dips, mittrainiert. Aus der Vielzahl der Übungen habe ich zwei ausgewählt, die mir besonders gefallen.

Trizepsdrücken einarmig

Diese Übung erlaubt es Ihnen ausgezeichnet, den Trizeps zu isolieren. Setzen Sie sich auf eine Bank mit einem Winkel von etwas weniger als 90 Grad. Nehmen Sie eine Kurzhantel und halten Sie diese hinter Ihrem Kopf. Der Oberarm ist senkrecht, sodass der Ellbogen gegen die Decke zeigt. Bewegen Sie ausschließlich den Unterarm, das Ellbogengelenk ist das Scharnier. Senken Sie die Kurzhantel in einer kreisförmigen Bewegung hinter den Kopf und drücken Sie sie aus dieser Position nach oben.

Mr. Olympia Phil Heath bevorzugt eine andere Variante dieser Übung, die er als eine der wirkungsvollsten für den Trizeps bezeichnet. »Meine Ellbogen zeigen nicht gerade zur Decke. Lieber halte ich sie im 45-Grad-Winkel, um den Druck auf die Gelenke zu minimieren. Das fühlt sich einfach angenehmer an und die Muskeln bleiben die ganze Zeit unter Spannung.« [68]

Kabelzug über den Kopf

Sie brauchen hierfür eine Kabelzugmaschine, die Sie so einstellen, dass sich das Kabel über Ihrem Kopf bewegt. Beugen Sie Ihren Oberkörper nach vorne

Trizepsdrücken einarmig

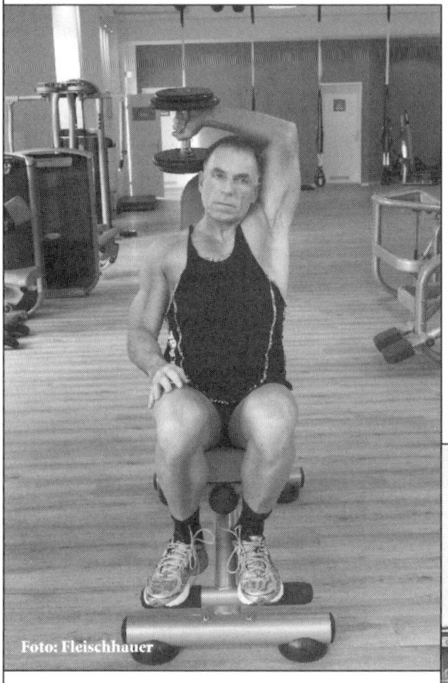

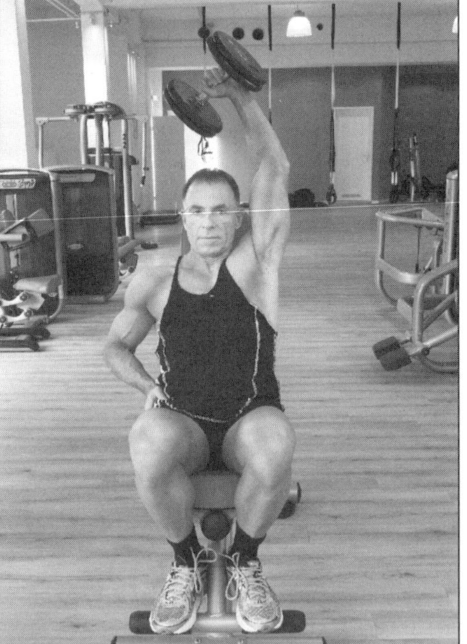

Kabelzug über den Kopf

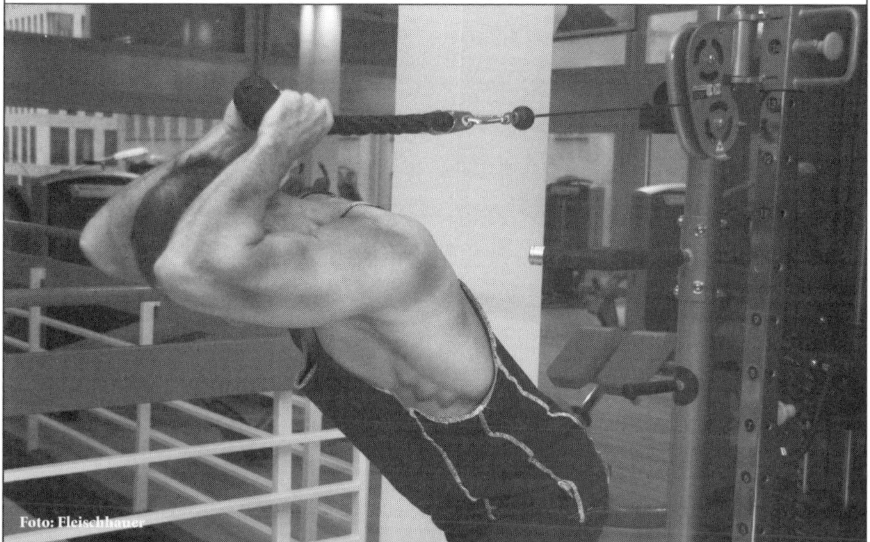

Foto: Fleischhauer

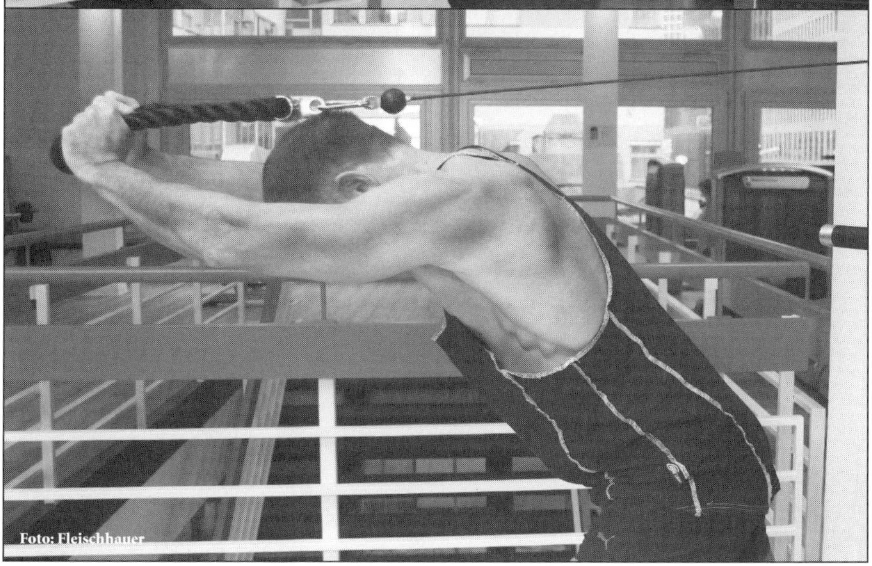

Foto: Fleischhauer

und halten Sie das Seil fest, jedes Kabelende in einer Faust. Bringen Sie beide Fäuste zusammen. Auch hier bleiben die Oberarme in einer starren Position fixiert, parallel zum Boden. Die Bewegung erfolgt ausschließlich aus Ihrem Ellbogengelenk, und Sie bewegen nur die Unterarme in einer runden Bewegung bis zur Streckung der Trizepse und wieder zurück.

f. Rücken

Bei allen Rückenübungen sollten Sie Zughilfen verwenden, weil sonst die Gefahr besteht, dass Ihre Unterarme ermüdet sind, bevor die Rückenmuskulatur erschöpft ist. Noch wichtiger als bei anderen Übungen ist es, dass Sie sich auf das Muskelgefühl konzentrieren, also die Rückenmuskulatur spüren und aus dem Rücken heraus ziehen. Die Arme sollen sich dabei nur mitbewegen, dürfen aber keineswegs die Hauptrolle bei diesen Bewegungen spielen. Konzentrieren Sie sich ganz besonders auf das letzte Drittel der Bewegung.

Dorian Yates empfiehlt: »Wenn Sie Probleme mit Ihrer Rückenentwicklung haben, dann halbieren Sie das Gewicht bei Ihren Rückenübungen, führen Sie die Bewegungen langsam und korrekt aus, um eine volle Kontraktion Ihrer Rückenmuskulatur zu bekommen. Es ist sehr wichtig, zu spüren, wie sich eine gute Kontraktion der Rückenmuskeln anfühlen sollte. Wenn Sie sich nicht die Zeit nehmen, diese Erfahrung zu machen, werden Sie niemals die Ergebnisse erzielen, die Sie sich wünschen.« [69]

Rudern vorgebeugt

Es gibt viele Varianten, wie diese Übung ausgeführt werden kann, die die gesamte obere Rückenmuskulatur trainiert – und nebenbei auch den Bizeps beansprucht. Ich beschreibe die Variante, wie sie Dorian Yates ausführt. [70]

Stehen Sie mit dem Oberkörper in einem Winkel von etwa 70 Grad zum Boden, also nicht ganz aufrecht, sondern ein wenig nach vorne gebeugt. Spannen Sie den unteren Rücken während der ganzen Zeit an und machen

Rudern vorgebeugt

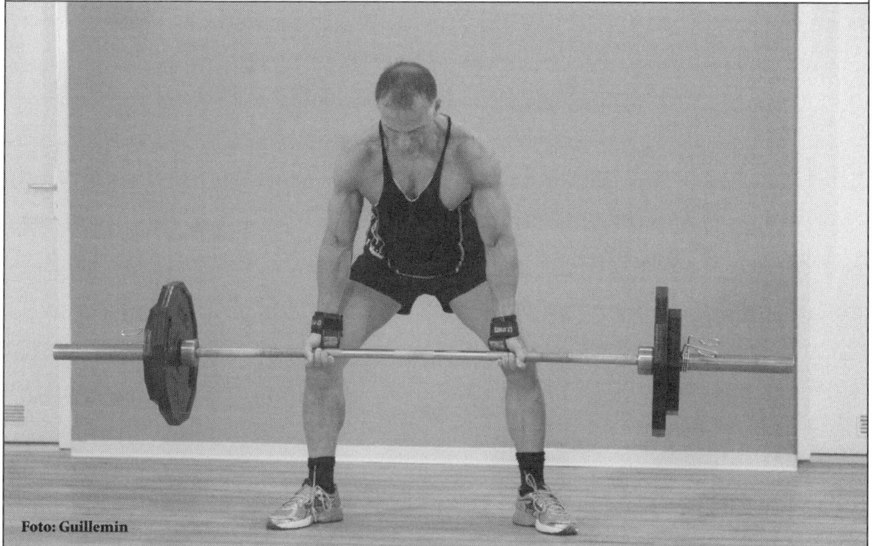
Foto: Guillemin

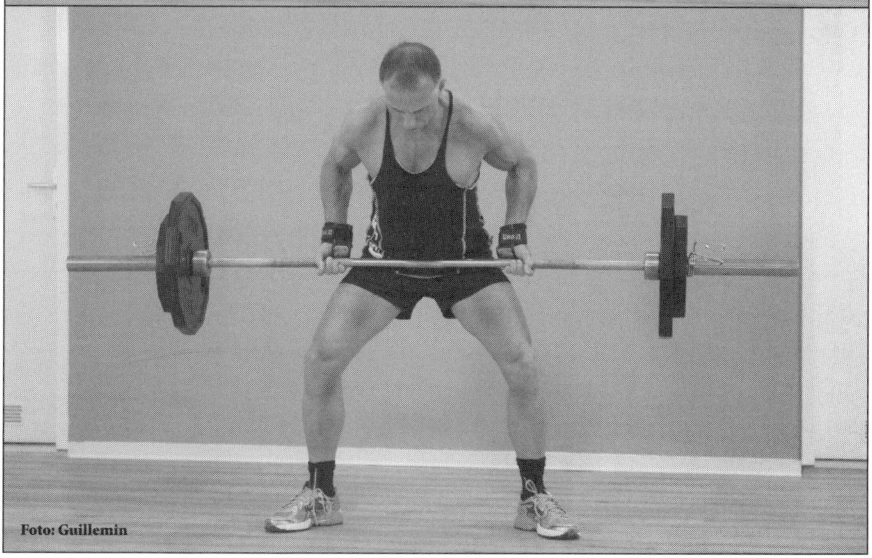
Foto: Guillemin

Sie unbedingt ein Hohlkreuz, um den unteren Rücken zu entlasten. Vermeiden Sie einen Rundrücken und ruckartige Bewegungen, damit Sie sich nicht verletzen.

Fassen Sie eine Langhantel im Untergriff, also so, als ob Sie Bizepscurls damit ausführen wollten. Ziehen Sie die Langhantel an Ihren Bauch, halten Sie einen Moment inne und lassen Sie sie langsam wieder herunter. Wichtig ist, dass die Bewegung aus dem Rücken kommt und nicht primär aus den Armen. Deshalb, und auch um Verletzungen zu vermeiden, nehmen Sie ein moderates Gewicht, sodass Sie sich vor allem auf das Gefühl im Rückenmuskel konzentrieren können.

Rudern mit der T-Stange

Man kann diese Übung mit einer freien Langhantel ausführen oder mit einer klassischen T-Bar, die mit einem Ende in einem Scharnier steckt. Aber weitaus besser ist es, wenn Sie ein Gerät haben, bei dem der Oberkörper auf einem Polster liegt, sodass der untere Rücken entlastet wird und Sie nicht schummeln können. Legen Sie die Brust auf das Polster und ziehen Sie die T-Stange ganz hoch. Dort halten Sie das Gewicht für eine oder zwei Sekunden und lassen es dann langsam wieder zurück.

Einarmiges Rudern

Diese Übung führen Sie mit einer Flachbank und einer Kurzhantel durch. Ein Knie ruht auf der Bank, das andere Bein steht auf dem Boden. Mit einer Hand stützen Sie sich auf der Bank ab, mit der anderen Hand ziehen Sie eine Kurzhantel schräg von unten nach oben Richtung Bauch. Halten Sie dort für eine oder zwei Sekunden inne und lassen Sie die Kurzhantel langsam wieder nach unten.

Sie können bei dieser Übung sehr hohe Gewichte bewegen, und manchmal sind im Sportstudio keine Kurzhanteln mit ausreichend hohem Gewicht vor-

Rudern mit der T-Stange

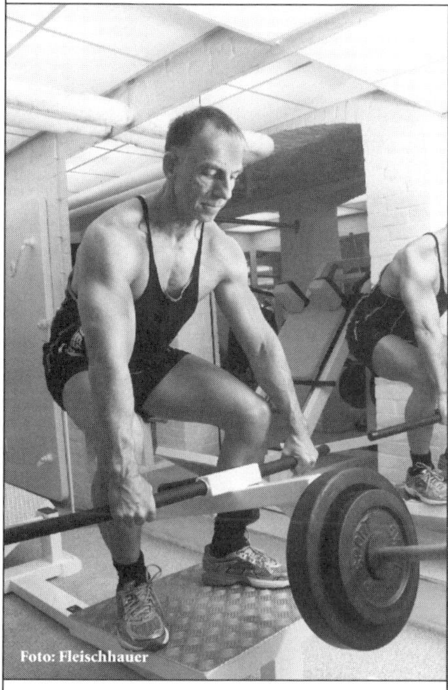

Foto: Fleischhauer

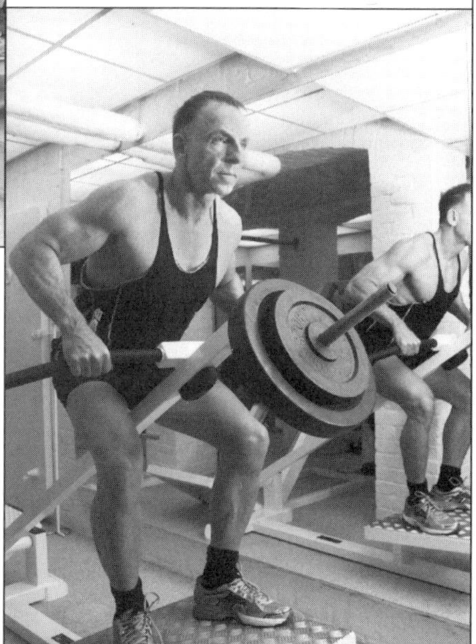

Foto: Fleischhauer

Rudern einarmig

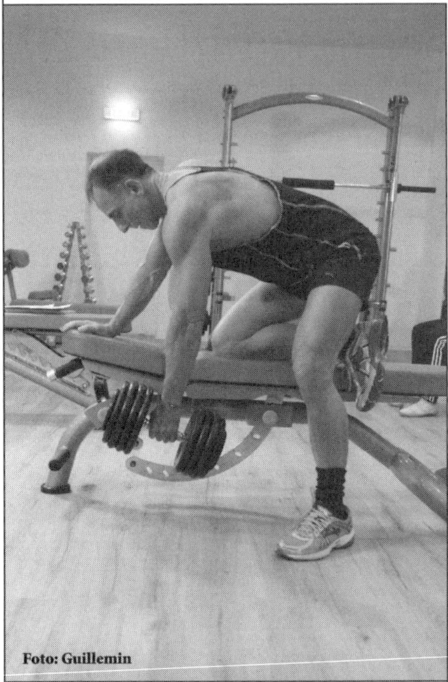

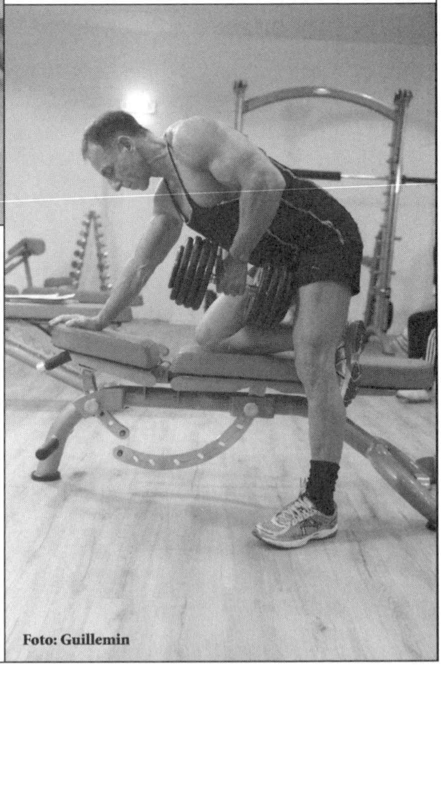

handen. Führen Sie diese Übung in diesem Fall als Abschlussübung in Ihrem Rückenprogramm aus, wenn der Rücken bereits von den anderen Übungen ermüdet ist.

»Kurzhantelrudern ist der Eckpfeiler bei all meinen Verbesserungen, die ich in den letzten Jahren am Rücken erzielt habe«, so der ehemalige Mr. Olympia Jay Cutler. »Dabei werden die Lats so richtig gestreckt und man kann die Muskeln sehr stark kontrahieren; dadurch entsteht besonders im unteren Latbereich enorme Muskelmasse.« [71]

Rudern sitzend

Bei dieser Bewegung wird eher der untere Bereich des Latissimus trainiert. Wichtig ist, dass Sie bei der Bewegung ein leichtes Hohlkreuz machen und die Schulterblätter zusammenziehen, statt primär mit den Bizepsen zu arbeiten. Ziehen Sie den Griff ganz an den Bauch heran, es kommt dabei vor allem auf das letzte Drittel der Bewegung an. Halten Sie für eine oder zwei Sekunden inne, kontrahieren Sie Ihre Rückenmuskeln und lassen Sie das Gewicht dann langsam zurück, bis Sie eine intensive Dehnung des Latissimus verspüren.

Klimmzüge

Bei Klimmzügen werden alle Muskeln des oberen Rückens beansprucht, besonders der Latissimus. Daneben werden auch die Schulter-, Bizeps- und Unterarmmuskeln gefordert. Ziehen Sie sich so weit hoch, bis Ihr Kinn die Klimmzugstange berührt, und lassen Sie dann den Körper wieder langsam nach unten. Achten Sie darauf, dass Sie bei der Bewegung den Körper – besonders die Beine – ruhig halten. Nur für Negativwiederholungen, die sehr wirkungsvoll sind, dürfen Sie bewusst Schwung mit den Beinen holen, um nach oben zu kommen.

Ich finde, diese Übung ist wesentlich besser als das – auf den ersten Blick ähnliche – beliebte Latziehen an einem Seilzug, das viele Trainierende in den Studios bevorzugen. »Für mich«, so Dorian Yates, »sind Klimmzüge die

Rudern sitzend

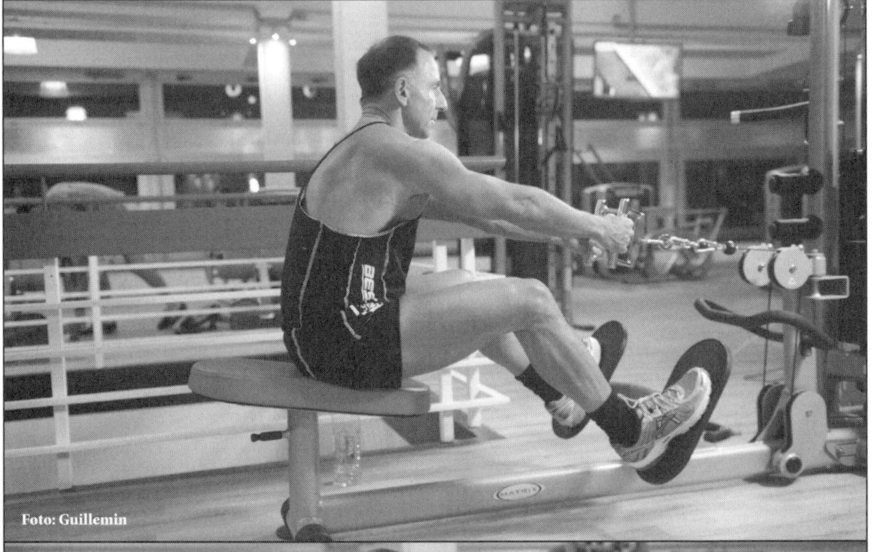

Foto: Guillemin

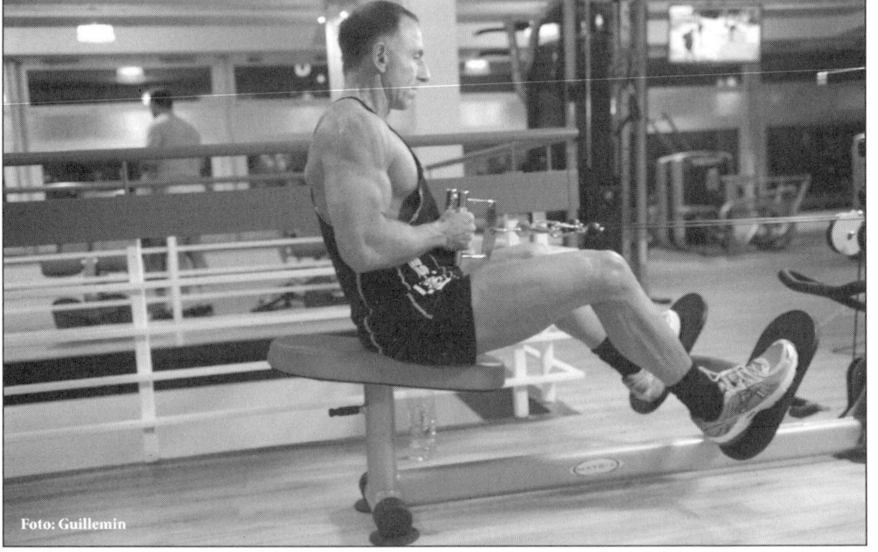

Foto: Guillemin

Klimmzüge

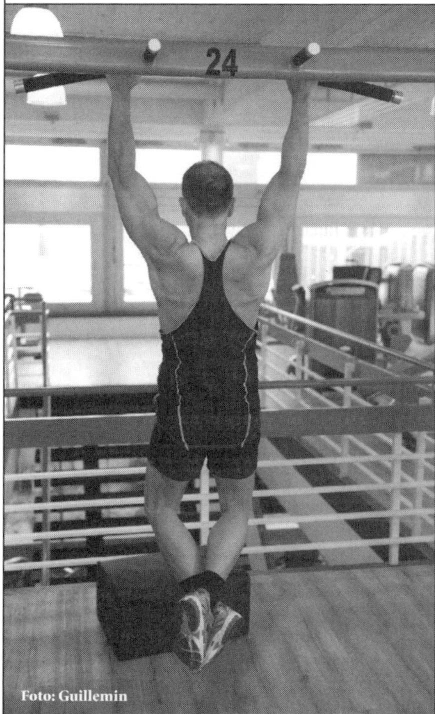

Foto: Guillemin

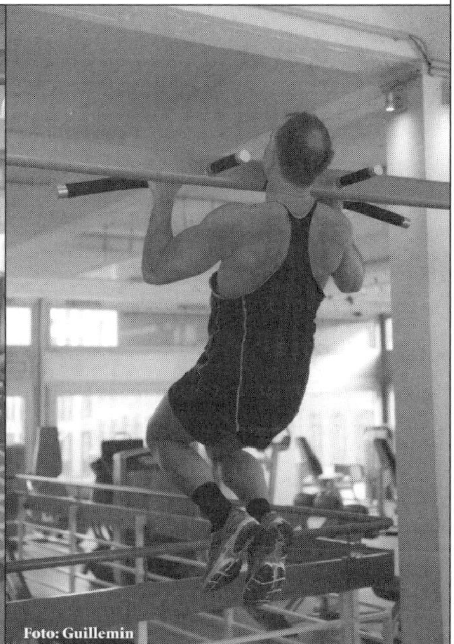

Foto: Guillemin

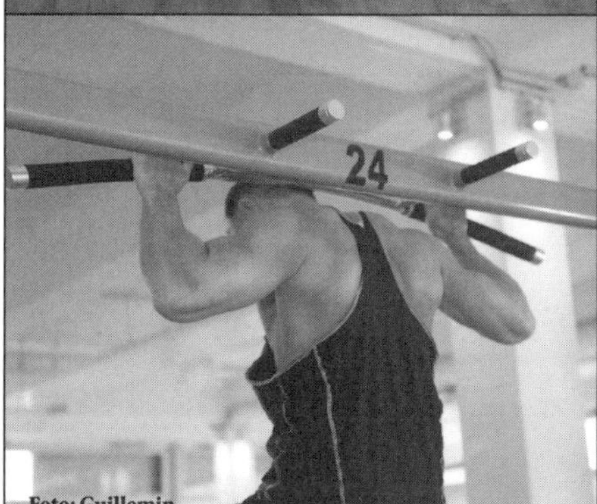

Foto: Guillemin

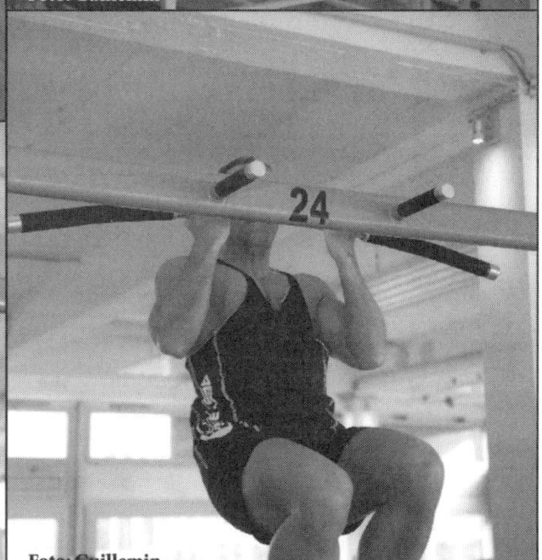

Foto: Guillemin

Nummer-1-Übung für die Breite des oberen Latissimus. Es ist ein Unterschied, ob Sie das Gewicht des ganzen Körpers hochziehen wie bei Klimmzügen, oder ob Sie beim Latziehen das Gewicht herunterziehen«. [72] Roelly Winklaar stimmt zu: »Am oberen Ende eines Klimmzugs ist die Kontraktion im Vergleich zur unteren Endposition einer Latzug-Wiederholung wesentlich intensiver.« [73]

Sie können diese Übung übrigens auch zum Nacken statt zur Brust ausführen. Mit der Griffweite können Sie experimentieren – von einem relativ engen bis zu einem weiten Griff. Es werden dann unterschiedliche Bereiche des Rückens und des Bizeps angesprochen.

Mike Mentzer empfiehlt, Klimmzüge mit nach oben gedrehter Handfläche, also im Untergriff, auszuführen. Seine Begründung: »Da die Bizepse kleiner und schwächer sind als der Latissimus, werden sie bei den Klimmzügen und beim Latziehen vor den Rückenmuskeln versagen. Warum sollen Sie den Erfolg Ihres Latissimustrainings schmälern, indem Sie mit einem Obergriff arbeiten und die Handflächen in die nach unten gedrehte Stellung bringen, in der die Bizepse am schwächsten sind?« [74] Zudem empfiehlt er einen engen Griff bei den Klimmzügen. Es sei eine Legende, dass Klimmzüge mit breitem Griff zu einem breiten Latissimus führten. Im Gegenteil: Die Dehnung sei beim engen Griff wesentlich intensiver. [75]

Manche Bodybuilder machen Klimmzüge als erste Übung des Rückentrainings und wärmen sich damit auf. Sie sollten jedoch die Gefahr von Zerrungen an Bizeps und Schulter nicht unterschätzen und unbedingt schon gut aufgewärmt sein, bevor Sie die ersten Klimmzüge machen. Ich bevorzuge es, Klimmzüge zu machen, wenn ich schon andere Rückenübungen absolviert habe. Wenn Sie viel wiegen, ist das natürlich nicht so einfach, dann müssen die bereits erschöpften Rückenmuskeln noch einmal alle Kraft aufbringen.

Auf jeden Fall sollten Sie einmal ausprobieren, Ihre Rückenmuskulatur mit zehn Sätzen Klimmzügen zu schocken! Das ist eine der Methoden, die man hin und wieder einmal anwenden sollte, wenn der Muskel sich zu sehr an eine Trainingsroutine gewöhnt hat.

Hyperextensions

Diese Übung für den Rückenstrecker, der links und rechts der Wirbelsäule verläuft, ist unter gesundheitlichen Aspekten sicherlich die wichtigste Übung im Bodybuilding. Wenn Sie mit schweren Gewichten arbeiten, brauchen Sie einen starken unteren Rücken. Zwar wird der untere Rücken auch durch Kniebeugen, Rudern oder Kreuzheben gestärkt, ich empfehle Ihnen jedoch auf jeden Fall, zusätzlich Hyperextensions durchzuführen, um den Rückenstrecker zu stärken. Sie liegen dabei auf einer speziellen Vorrichtung, die für diese Übung konstruiert ist, auf dem Bauch und gehen mit dem Rumpf langsam nach unten. Wenn Sie den Rumpf wieder aufrichten, achten Sie darauf, dass Sie nur bis zur Horizontalen gehen. Wenn Sie diese Übung jedoch zu schnell ausführen oder Ihren Rumpf zu weit über die Horizontale heraus heben, wie man es leider oft in Sportstudios beobachten kann, können Sie den unteren Rücken damit schädigen.

Die Bewegung ist den Sit-ups für die Bauchmuskulatur genau entgegengesetzt, da Bauchmuskeln und Rückenstrecker Antagonisten sind. Ich trainiere beide Übungen im Supersatz. Wenn Sie nach den Hyperextensions eine – vielleicht etwas unangenehme – Spannung im unteren Rücken verspüren, wird diese während des direkt daran anschließenden Satzes mit Sit-ups verschwinden, da sich die Rückenmuskulatur dabei entspannt.

g. Bizeps und Unterarme

Wegen des bei Bodybuildern stark verbreiteten Problems eines Tennisarms sollten Sie prüfen, ob Sie die beliebten Curls mit der Langhantel wirklich machen wollen. Ich finde, Übungen mit der Kurzhantel sind die bessere Alternative. Lassen Sie sich beim Bizepstraining nicht einreden, durch eine bestimmte Art der Ausführung könnten Sie die Form Ihres Bizeps verändern. Dies gehört in das Reich der Bodybuilding-Legenden. Die Form des Bizeps ist – wie die jedes anderen Muskels – genetisch vorgegeben und kann durch das Training nicht verändert werden.

Hyperextension

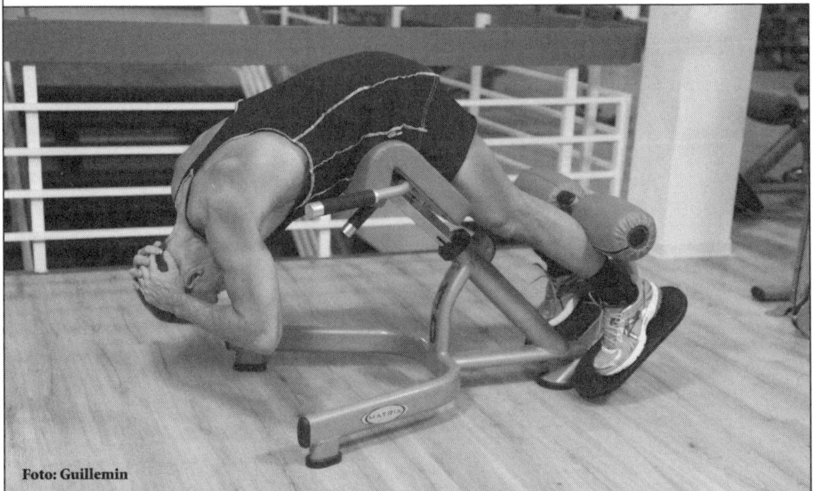

Foto: Guillemin

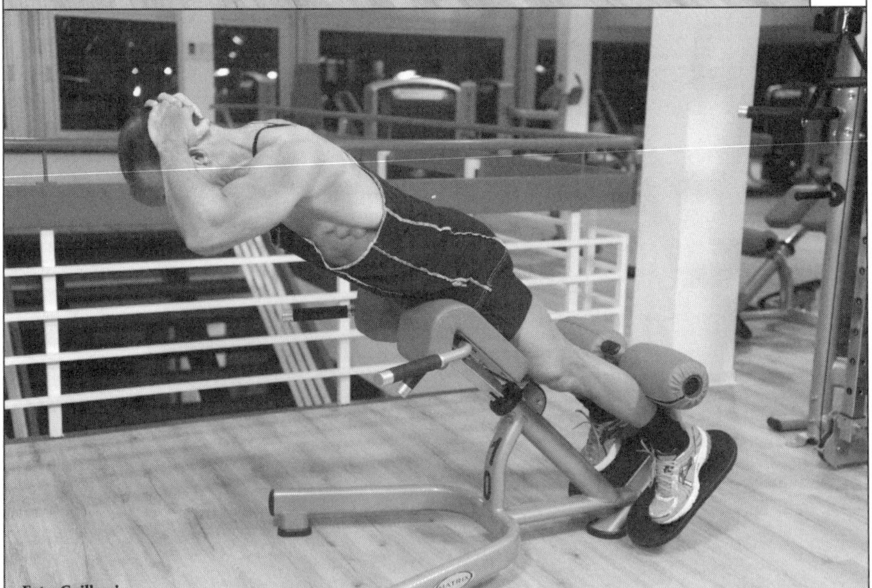

Foto: Guillemin

Sie können das Gefühl für die Kontraktion Ihres Bizeps verstärken, wenn Sie die Beugung des Unterarms mit einer Drehbewegung verbinden. »Die meisten Bodybuilder«, so Mike Mentzer, »glauben irrtümlicherweise, die Hauptfunktion des Bizeps sei die Beugung des Unterarms. Ganz im Gegenteil liegt die Hauptaufgabe des Bizeps in der Drehung der Handfläche nach oben«. Er rät daher von der Verwendung einer sog. SZ-Stange ab, weil dabei die Handflächen nicht mehr nach oben, sondern leicht nach unten zeigen, wodurch hauptsächlich der Brachialismuskel trainiert werde. [76]

Kurzhantelcurls alternierend

Bis Sie diese Übung gelernt haben, wird es einige Durchgänge brauchen, denn sie stellt höhere Anforderungen an die Koordination. Setzen Sie sich auf eine Bank, die in einem Winkel von etwa 70 Grad eingestellt ist. In der Ausgangsposition halten Sie zwei Kurzhanteln so, dass die Handinnenseiten zum Körper zeigen und Sie auf Ihre Daumen schauen. Beugen Sie dann den linken Unterarm nach oben und drehen Sie dabei die Hand gleichzeitig so, dass der Daumen am Ende der Bewegung, also bei der vollen Kontraktion des Bizeps, nach links außen zeigt. Ich bevorzuge es dabei, mit der Kurzhantel nicht ganz hochzugehen, weil ich das Gefühl habe, dass ab einem bestimmten Punkt die Belastung wieder geringer wird.

Der Oberarm bleibt bei dieser Bewegung ruhig, sonst arbeiten Ihre Schultern zu stark mit. Drehpunkt ist ausschließlich das Ellbogengelenk. »Ich konzentriere mich sehr darauf, vordere Deltas, Lats und auch meine Unterarme aus der Bewegung auszuklammern und streng darauf zu achten, dass meine Bizeps hauptverantwortlich für die Bewegung sind«, so Vize-Mr. Olympia Kai Greene. [77]

Gleichzeitig, während Sie das Gewicht mit dem linken Bizeps nach oben bringen, senken Sie das Gewicht mit dem rechten Arm ab, wobei die Drehung der Hände in die umgekehrte Richtung erfolgt.

Kurzhantelcurls alternierend

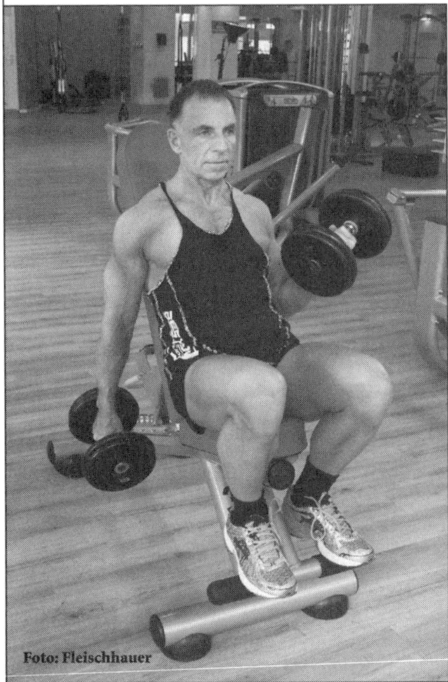

Foto: Fleischhauer

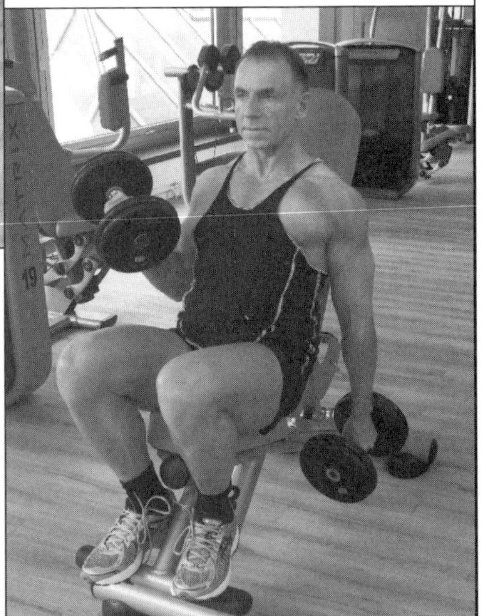

Foto: Fleischhauer

Sie dürfen sich bei dieser Bewegung weder am oberen Ende noch am unteren Ende ausruhen, auch nicht für eine Sekunde. Der Bizeps sollte ständig unter Spannung bleiben. Die Bewegung erfolgt alternierend – während der eine Unterarm abgesenkt wird, wird der andere nach oben gezogen.

Kurzhantelcurls auf der Scottbank

Sie können diese Übung auf der sog. Scottbank oder auch auf einer normalen Bank durchführen, die Sie in einem Winkel von etwa 90 Grad einstellen. Legen Sie sich mit Ihrer Achselhöhle in die Polsterung und legen den Arm auf. In der Ausgangsposition schauen Sie, so wie beim alternierenden Kurzhantelcurl, auf Ihren Daumen, dann bringen Sie das Gewicht nach oben und drehen dabei gleichzeitig die Hand nach außen.

Wenn Sie die Kurzhantel nach oben curlen, merken Sie, dass ab einem bestimmten Punkt die Last geringer wird, wenn die Scottbank sehr flach gebaut ist. Um den Muskel maximal zu belasten, stoppen Sie daher ab, bevor der Punkt erreicht wird, an dem sich die Belastung reduziert. Diese Bewegung beansprucht außer dem Bizeps auch die Unterarme.

Langhantelcurls auf der Scottbank

Obwohl ich Kurzhantelcurls an der Scottbank bevorzuge, können Sie zur Abwechslung auch Langhantelcurls an der Scottbank durchführen. Die Übungsausführung ist genauso wie mit Kurzhanteln, nur dass Sie natürlich bei der Ausführung mit der Langhantel keine Drehbewegung wie bei den Kurzhantelübungen durchführen können.

Unterarmcurls

Viele Bodybuilder trainieren ihre Unterarme nicht oder nur wenig, da diese bei zahlreichen Übungen – so etwa bei Klimmzügen, einarmigem Rudern

Kurzhantelcurls an der Scottbank

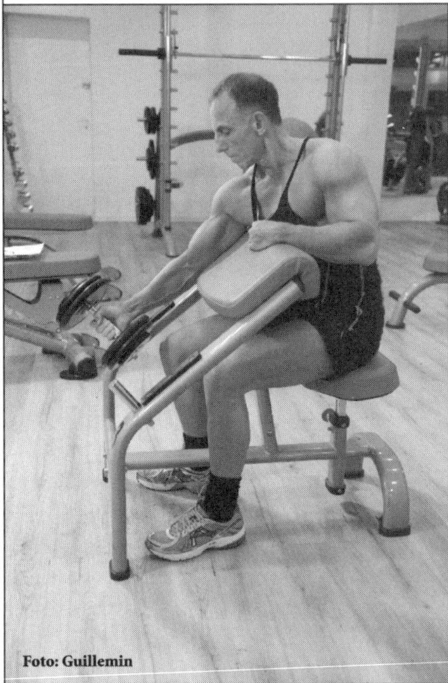

Foto: Guillemin

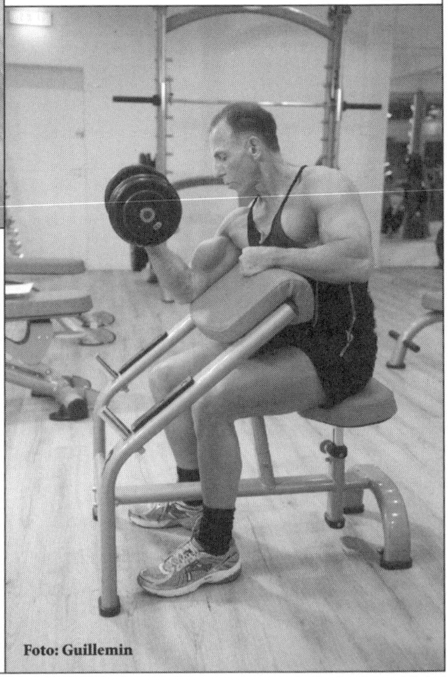

Foto: Guillemin

Langhantelcurls an der Scottbank

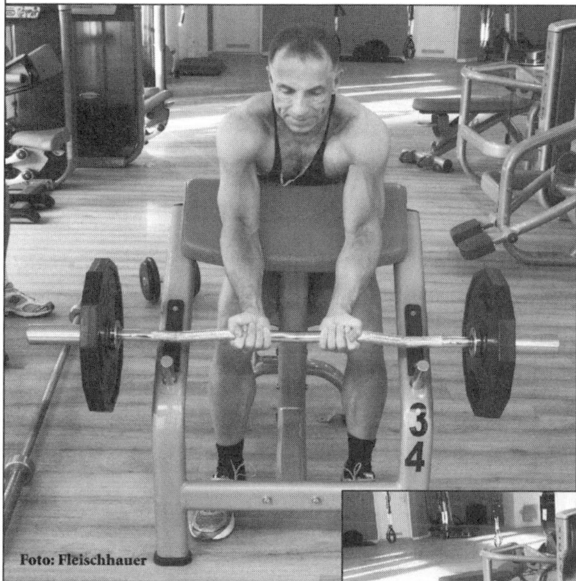

Foto: Fleischhauer

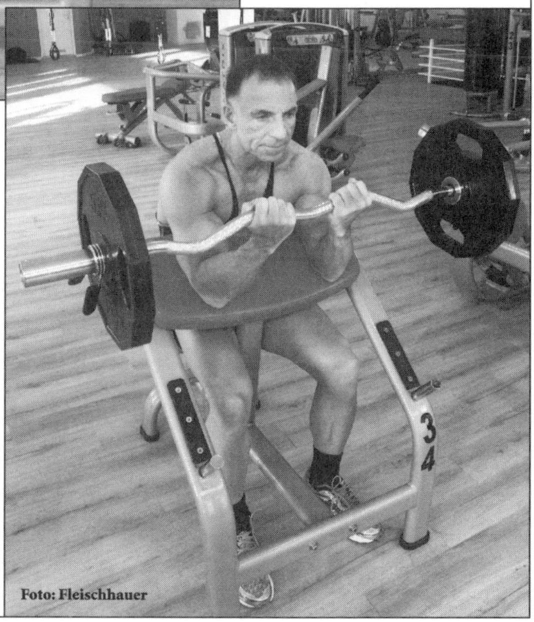

Foto: Fleischhauer

Unterarmcurls

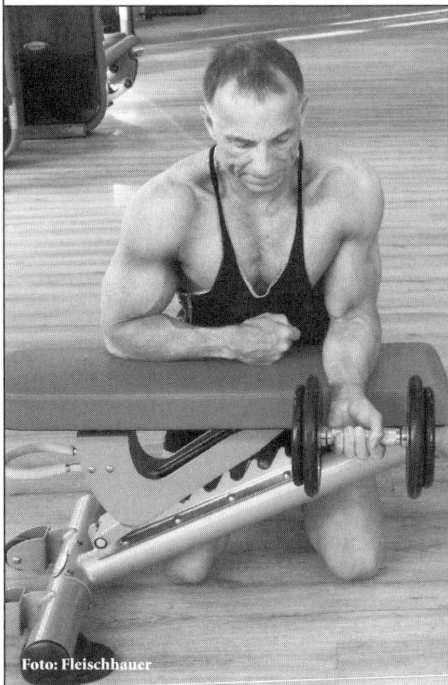

Foto: Fleischhauer

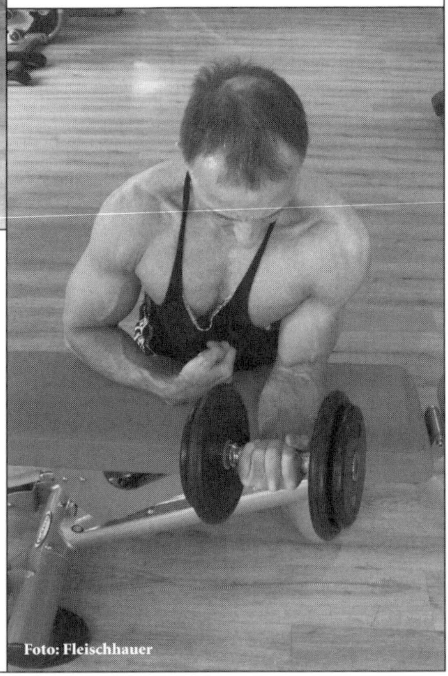

Foto: Fleischhauer

oder bei allen Bizepsübungen – mittrainiert werden. Wenn Sie jedoch Zughilfen bei Rückenübungen verwenden, wie von mir empfohlen, wird der Unterarm bei diesen Übungen weniger trainiert. Zudem können und sollen Sie bei Rücken- und Bizepsübungen nicht an Ihren Unterarm denken. Da es jedoch beim Bodybuilding immer auch darum geht, die mentale Verbindung zu dem Muskel herzustellen, ist es schon aus diesem Grund wichtig, zusätzliche Übungen für die Unterarme durchzuführen und sich nicht ausschließlich darauf zu verlassen, dass diese bei anderen Übungen indirekt mittrainiert werden.

Wenn Sie der Meinung sind, Ihre Unterarme seien schon indirekt ausreichend trainiert, dann trainieren Sie einmal die nachfolgende Übung, und der Muskelkater am nächsten Tag wird Ihnen sagen, dass das doch nicht der Fall war: Setzen Sie sich auf eine Bank und legen Sie Ihre Unterarme auf den Knien ab, sodass Sie die Handgelenke frei bewegen können. Dann nehmen Sie eine Langhantel mit einem engen Untergriff, beugen die Handgelenke nach unten, bis Sie eine intensive Dehnung im Unterarmmuskel spüren und curlen sie dann nach oben, sodass Sie die Kontraktion im Unterarm spüren. Spannen Sie die Unterarme am oberen Ende der Bewegung stark an und lassen Sie das Gewicht dann betont langsam wieder zurück in die Ausgangsposition. Sie können diese Übung auch mit einer Kurzhantel ausführen.

Der Unterarm wird bei dieser Übung massiv »aufgepumpt« und sehr hart. Das Brennen und die Schmerzen sind vergleichbar mit dem, was Sie beim Wadentraining spüren. Auch hier besteht die Herausforderung darin, trotz des massiven Brennens weiterzumachen.

h. Bauch

Zunächst muss ich Sie enttäuschen: Sie können hunderte oder tausende Situps und die anderen nachfolgend beschriebenen Übungen machen, Ihr Fett am Bauch wird davon nicht weniger. Leider ist es ein Märchen, dass Sie Fett gezielt an einer Körperstelle reduzieren können. Sie werden insgesamt Fett abbauen, wenn Sie weniger Kalorien zu sich nehmen als Sie verbrauchen, aber eben nicht an einer bestimmten Stelle des Körpers – weder am Bauch noch am Po, den Hüften oder den Oberschenkeln.

Mit Bauchübungen bauen Sie Ihre Bauchmuskulatur auf, so wie jeden anderen Muskel. Deshalb sollten Sie den Bauch auch nicht häufiger als andere Muskeln trainieren. Ich selbst lege etwa jeden vierten Trainingstag einen »Bauchtag« ein, bei dem ich den Bauch zusammen mit dem unteren Rücken trainiere – meist in Supersätzen (siehe dazu den Abschnitt über Hyperextensions unter 5f). Diese Übungen sind zwar anstrengend für die Bauchmuskulatur, fordern den Körper aber lange nicht so stark wie etwa intensives Rücken- oder gar Beintraining. Deshalb hat der »Bauchtag« für mich auch etwas vom Charakter eines Erholungstages, und nach dem Bauchtraining gehe ich noch auf das Laufband.

Zahllose gute Bauchübungen finden Sie in den Büchern von Klaus Arndt »1a Bauchmuskeln« und von Christian Kierdorf »Das Super Sixpack«. Nachfolgend meine Lieblingsübungen für die Bauchmuskeln:

Knieheben hängend

Greifen Sie eine Klimmzugstange mit schulterweitem Obergriff und lassen Sie sich mit gestreckten Armen herabhängen. Halten Sie den Oberkörper ruhig und führen ohne Schwung die Knie in einem Bogen nach oben. Halten Sie die Beine dabei geschlossen. Wenn die Bauchmuskulatur kontrahiert ist, halten Sie die Knie eine bis zwei Sekunden in dieser Stellung und lassen Sie die Beine dann langsam wieder in die Ausgangsposition zurück. Diese Übung trainiert besonders den unteren Bauch sehr gut.

Bauchpressen

Legen Sie sich mit dem Rücken auf den Boden und winkeln Sie die Beine an. Die Oberschenkel befinden sich in einem 90-Grad-Winkel, die Füße zeigen

Knieheben hängend

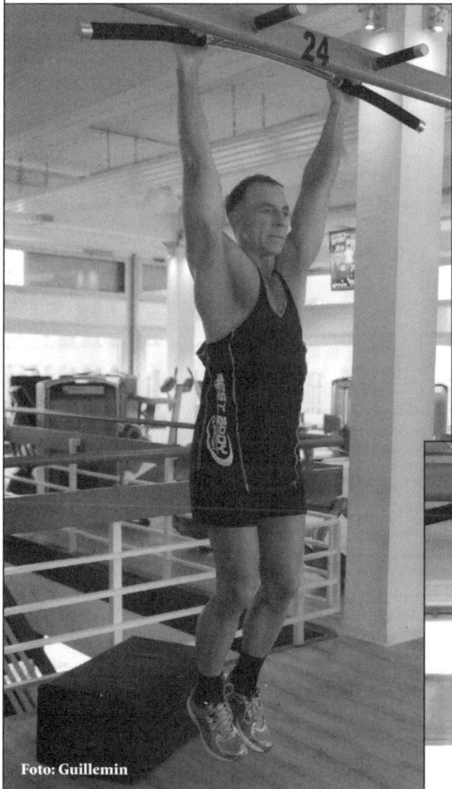

Foto: Guillemin

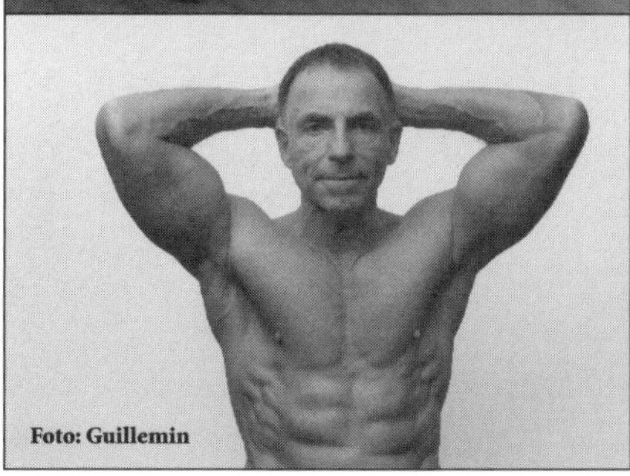
Foto: Guillemin

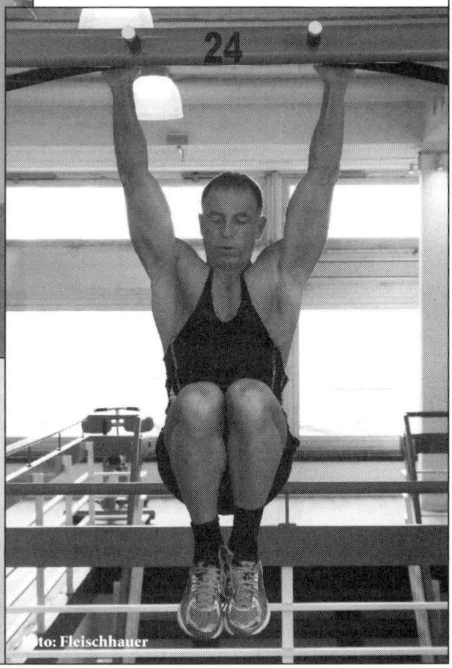

Foto: Fleischhauer

Bauchpressen

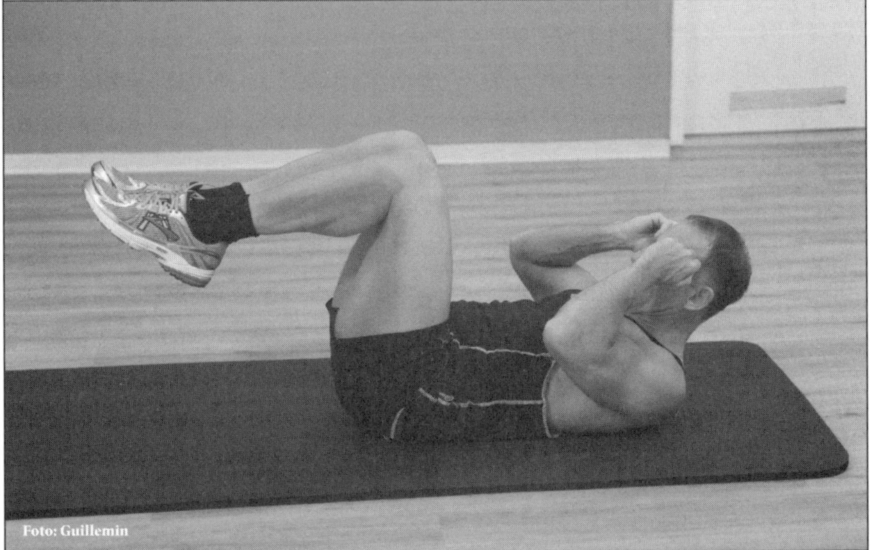

Foto: Guillemin

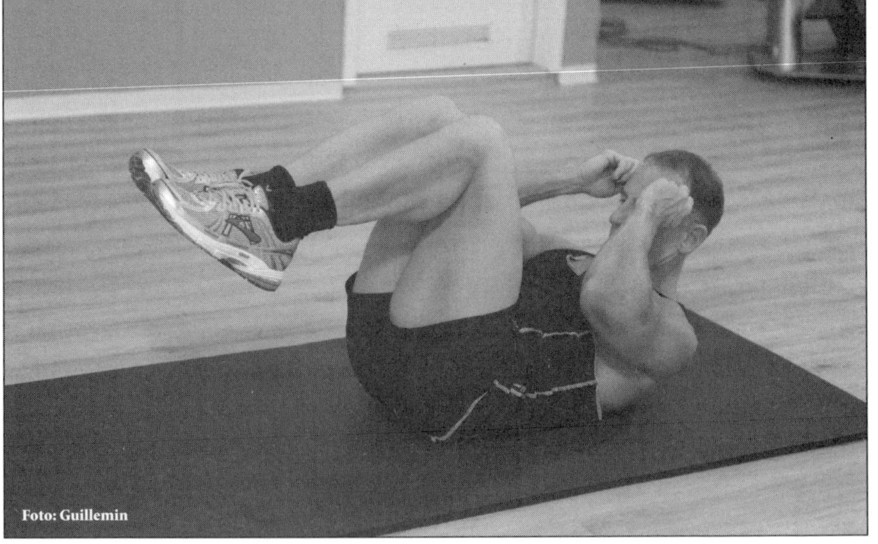

Foto: Guillemin

gestreckt nach vorne. Legen Sie die Hände an die Schläfen, drücken das Kinn an die Brust und ziehen Sie die Schultern in Richtung Ihrer Knie, sodass diese vom Boden abheben. Kontrahieren Sie in dieser Position Ihre Bauchmuskeln und halten Sie die Spannung einen Moment an. Entspannen Sie dann, indem Sie die Schultern wieder zurücksinken lassen.

Sit-ups

Diese beliebte Bauchübung sollten Sie nur dann machen, wenn in Ihrem Studio eine schräge Bank vorhanden ist, bei der Sie die Füße so einhaken können, dass die Knie gebeugt sind. Dies entlastet den unteren Rücken. Verschränken Sie die Hände hinter dem Kopf und richten Sie dann den Oberkörper auf. Aber gehen Sie nicht zu weit nach oben, da die Belastung der Bauchmuskeln dann geringer wird. Dann führen Sie den Oberkörper wieder langsam zurück. Auch bei dieser Übung ist es wichtig, dass die Bauchmuskeln in ständiger Spannung bleiben und sich weder am Anfang noch am Ende einer Wiederholung entspannen.

Beine herunterschlagen

Für diese Übung brauchen Sie einen Trainingspartner. Legen Sie sich mit dem Rücken auf eine Matte und halten Sie sich mit den Händen fest, etwa an einer Sprossenwand oder an einem Gerät, sodass der Oberkörper fixiert bleibt. Die Beine sind geschlossen und leicht angewinkelt. Heben Sie die Beine dann in einem Halbkreis hoch, bis sie in einer 90-Grad-Position sind. Dann ist Ihr Trainingspartner gefordert, der Ihre Beine mit seinen Händen herunterschlägt. Sie müssen mit Ihren Bauchmuskeln so viel Widerstand entgegensetzen, dass die Füße nicht auf den Boden aufkommen. Wiederholen Sie diesen Vorgang so oft Sie können.

Sit-ups

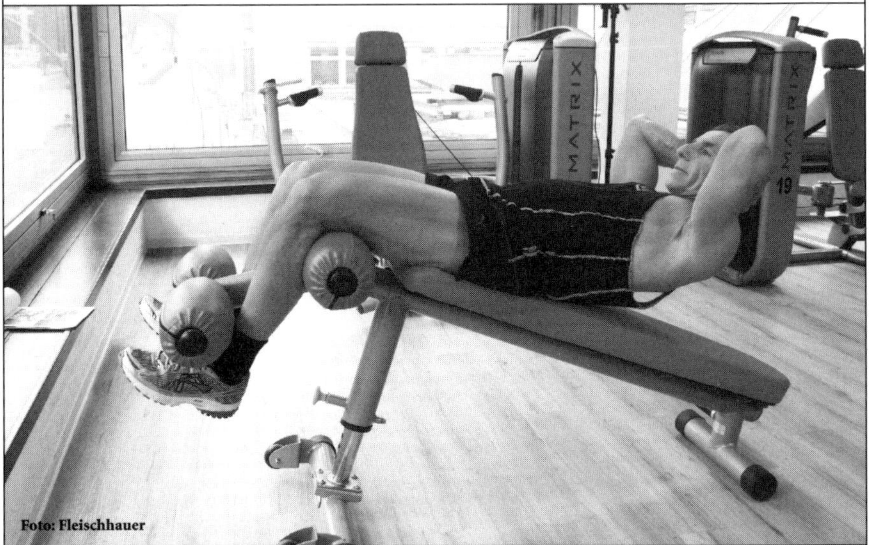

Foto: Fleischhauer

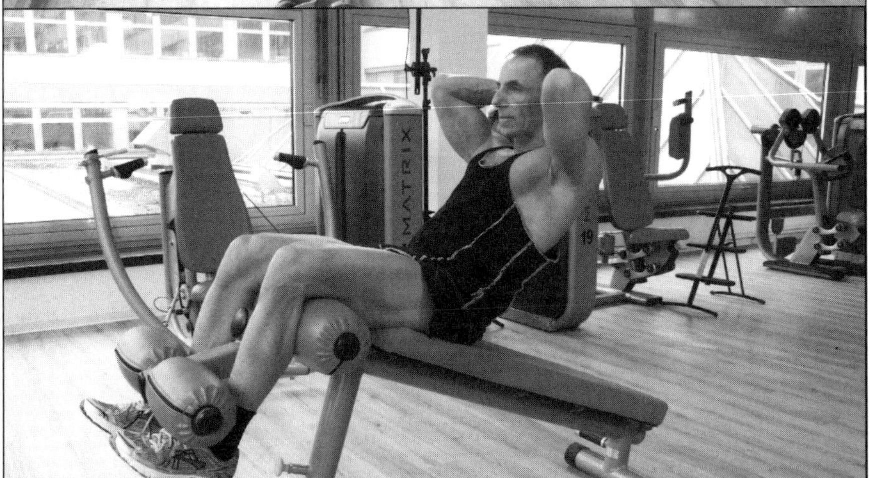

Foto: Fleischhauer

Beine herunterschlagen

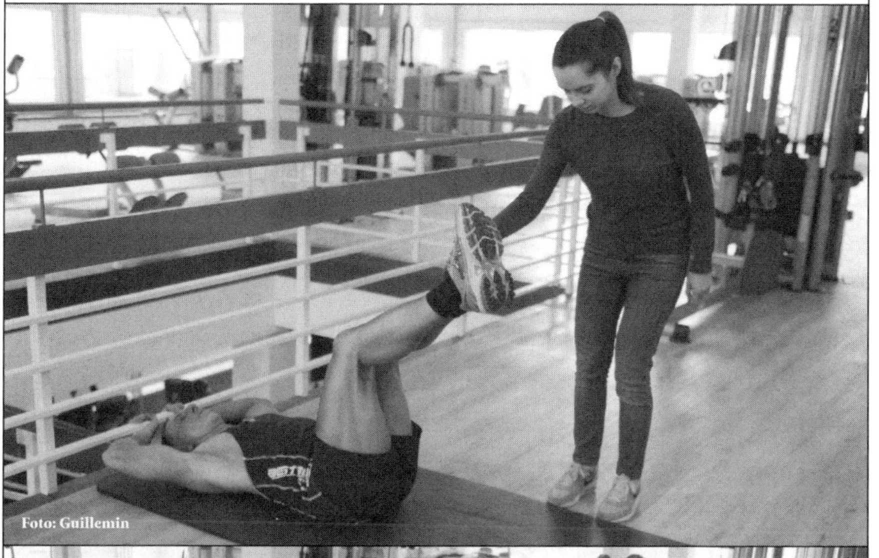
Foto: Guillemin

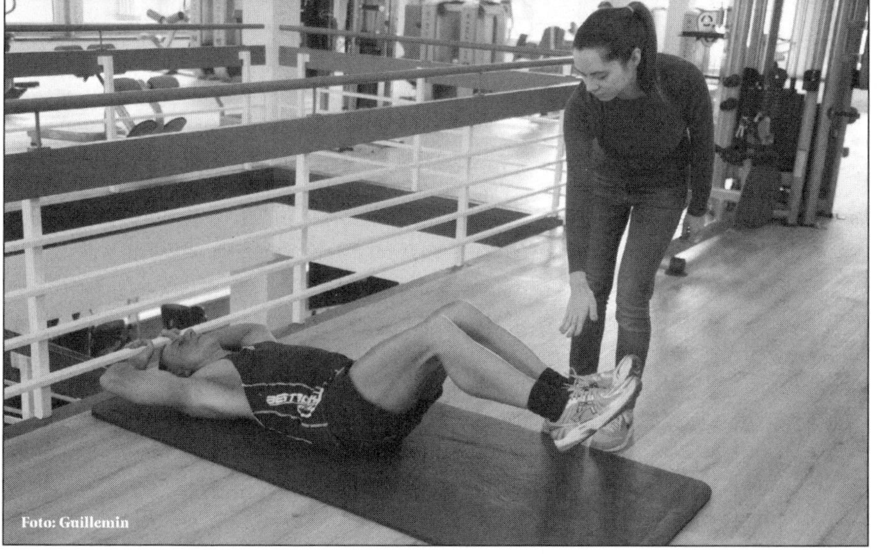
Foto: Guillemin

KAPITEL 6

DAS MÄNNER-TRAININGSPROGRAMM FÜR DEN PERFEKTEN KÖRPER

Sie können jede Muskelgruppe ein oder zwei Mal in der Woche trainieren, aber bitte richten Sie sich nicht starr nach einem Wochenschema. Ich selbst trainiere jede Muskelgruppe etwa zwei Mal in zehn Tagen. Nach drei Trainingstagen lege ich einen Tag Pause ein, an dem ich gar nicht trainiere. Der »Bauchtag« ist ebenfalls ein Tag, an dem ich es etwas lockerer angehen lasse und wo sich der Körper vom anstrengenden Training erholen kann. Bei diesem Zehn-Tage-Zyklus wird der Körper also sechs Mal intensiv trainiert, es gibt zwei komplette Ruhetage und zwei »Bauchtage«. Doch auch dieses Schema sollte nicht zu starr gehandhabt werden: Wenn ich fühle, dass ich noch nicht erholt bin, lege ich auch zwei Ruhetage ein.

Das Minimum sollten jedoch drei Trainingstage in der Woche sein. Falls Sie nur drei Mal in der Woche trainieren wollen, dann lassen Sie den im nachfolgenden Programm aufgeführten »Bauchtag« weg und trainieren den Bauch am dritten Tag, nach Rücken und Bizeps. Sie haben dann den ganzen Körper ein Mal in der Woche trainiert. Im Folgenden werden zwei Trainingszyklen beschrieben, die Sie im Durchschnitt in etwa zehn Tagen absolvieren sollten. Es wird Tage geben, an denen Sie nicht trainieren können, vielleicht wegen beruflicher Verpflichtungen. Vielleicht merken Sie auch, wie Sie beginnen, eine Erkältung auszubrüten, und bleiben dann besser dem Studio fern, weil der Körper die Energie braucht, um die Erkältung abzuwehren.

Tab. 4 Trainingszyklus 1

Übung	Sätze	Wiederholungen
Tag 1: Beine		
• Kniebeugen	1	20
• Beinpressen	1	15-20
• Sumo-Kreuzheben	1	15
• Beincurls	1	15
• Beinstreckungen	1	15
• Wadenübungen	2	15-20
Tag 2: Brust, Schulter, Trizeps		
Brust		
• Schrägbankdrücken	1	10
• Fliegende Bewegungen	1-2	12-15
• Butterfly	1	12-15
• Dips	1	bis zur Erschöpfung
Schultern		
• Kurzhanteldrücken	1	6-8
• Seitheben (an der Maschine, wenn möglich)	1-2	8
• Vorgebeugtes Seitheben (mit Hanteln oder an der Maschine)	1-2	8
Trizeps		
• Kurzhantel-Trizepsdrücken, einarmig	2	12-15
• Kabelzug über Kopf	1	12-15

Tab. 4 Trainingszyklus 1 (Fortsetzung)

Übung	Sätze	Wiederholungen
Tag 3: Rücken, Bizeps, Unterarme		
Rücken		
• Rudern vorgebeugt	2	8
• Rudern sitzend	1	8
• Klimmzüge	2	bis zur Erschöpfung
• Rudern einarmig	1	8
Bizeps		
• Kurzhantelcurls alternierend	2	12-15
• Scottcurl einarmig	1	12-15
Unterarm		
• Handgelenkscurls	1	8
Tag 4: Bauch, unterer Rücken und Cardio		
• Knieheben hängend	3	bis zur Erschöpfung
• Sit-ups & Hyperextension (Supersatz)	3	bis zur Erschöpfung
• Bauchmaschine & Rückenstrecker-Maschine (Supersatz)	3	bis zur Erschöpfung
• Bauchpressen	2	bis zur Erschöpfung
• Beine herunterschlagen	2	bis zur Erschöpfung
• Cardio-Training, z.B. auf dem Laufband		15-20 Minuten

Es wird immer wieder Gründe geben, warum Sie an einem Tag nicht ins Studio gehen können. Das macht nichts. Im Gegenteil: Wenn Sie ständig sechs bis sieben Tage die Woche trainieren, werden Sie bald übertrainiert sein. Ich habe keine bestimmten Wochentage festgelegt, an denen ich trainiere oder pausiere. Denn es ergibt sich bei mir automatisch durch berufliche Verpflichtungen, dass ich nicht jeden Tag trainieren kann. Sie brauchen keinem starren Schema zu folgen, das Ihre Flexibilität zu stark einschränkt. Sie sollten nur darauf achten, dass Sie in der Regel jeden Muskel nicht weniger als zwei Mal in 14 Tagen trainieren und nicht häufiger als vier Mal in 14 Tagen. Im Jahresdurchschnitt ist es wahrscheinlich ideal, wenn Sie den Muskel etwa zwei Mal in zehn Tagen trainieren.

An einem Tag des Zyklus verwenden Sie schwerere Gewichte mit weniger Wiederholungen, am anderen Tag leichtere Gewichte mit mehr Wiederholungen. Sinnvoll ist es dabei, dass Sie z.B. an dem Tag, an dem Sie die Brust, Schultern und Trizeps trainieren, nicht bei allen drei Übungen die schweren Gewichte nehmen, sondern z.B. für die Brust an diesem Tag mehr Wiederholungen machen, für die Schultern weniger – oder umgekehrt.

Wenn Sie sich danach fühlen, ergänzen Sie die regulären Sätze durch Intensiv- und Negativwiederholungen und andere in Kapitel 4c beschriebene Intensitätstechniken. Verwenden Sie diese jedoch keinesfalls an jedem Trainingstag oder gar bei jeder Übung.

Achten Sie stets darauf, bei korrekter Ausführung das Gewicht zu erhöhen, mit dem Sie trainieren. Erhöhen Sie das Gewicht aber nur in kleinen Schritten. Wenn es Ihnen über ein halbes Jahr hinweg gelingt, jede Woche auf eine Seite der Hantel bei Ihrer Kniebeuge 1,25 kg mehr aufzulegen, dann können Sie nach diesen sechs Monaten 65 Kilogramm mehr bewältigen!

Zwischen Muskelgröße und Muskelkraft besteht ein enger Zusammenhang. Mike Mentzer weist jedoch darauf hin, dass – obwohl dieser Zusammenhang zwischen Kraft und Muskelgröße besteht – die Kraftzunahme oftmals vor der Gewichtszunahme bzw. der sichtbaren Vergrößerung des Muskels erfolgt. »Ich kann mich an zahlreiche, oft Monate dauernde Durststrecken erinnern,

Tab. 5 Trainingszyklus 2

Übung	Sätze	Wiederholungen
Tag 1: Beine		
• Kniebeugen	1	10-12
• Beinpressen	1	10-12
• Sumo-Kreuzheben	1	8-10
• Beincurls	1	6-8
• Beinstreckungen	1	6-8
• Wadenübungen	2	6-8
Tag 2: Brust, Schulter, Trizeps		
Brust		
• Schrägbankdrücken	1	5-7
• Fliegende Bewegungen	1-2	8
• Butterfly	1	8
• Dips	1	bis zur Erschöpfung
Schultern		
• Kurzhanteldrücken	1	12-15
• Seitheben (mit Hanteln oder an der Maschine)	1-2	12-15
• Seitheben vorgebeugt (mit Hanteln oder an der Maschine)	1-2	12-15
Trizeps		
• Kurzhantel-Trizepsdrücken einarmig	2	6-8
• Kabelzug über Kopf	1	6-8

Tab. 5 Trainingszyklus 2 (Fortsetzung)

Übung	Sätze	Wiederholungen
Tag 3: Rücken, Bizeps, Unterarme		
Rücken		
• Rudern vorgebeugt	2	12-15
• Rudern sitzend	1	12-15
• Klimmzüge	2	bis zur Erschöpfung
• Rudern einarmig	1	12-15
Bizeps		
• Kurzhantelcurls alternierend	2	6-8
• Scottcurl einarmig	1	6-8
Unterarm		
• Handgelenkscurls	1	12-15
Tag 4: Bauch, unterer Rücken und Cardio		
• Knieheben hängend	3	bis zur Erschöpfung
• Sit-ups & Hyperextension (Supersatz)	3	bis zur Erschöpfung
• Bauchmaschine & Rückenstrecker-Maschine (Supersatz)	3	bis zur Erschöpfung
• Bauchpressen	2	bis zur Erschöpfung
• Beine herunterschlagen	2	bis zur Erschöpfung
• Cardio-Training, z.B. auf dem Laufband		15-20 Minuten

in denen meine Kraft kontinuierlich zunahm, ohne von einem Muskelzuwachs begleitet zu sein. Da ich nicht wusste, dass bei vielen die Kraftzunahme der Gewichtszunahme vorausgeht, war dies für mich sehr frustrierend... Ich habe dasselbe Muster bei vielen meiner persönlichen Klienten beobachtet. Sie gewinnen monatelang an Kraft hinzu, während die Muskelmasse nur wenig oder gar nicht zunimmt und dann – Peng! – innerhalb kürzester Zeit sind sie auf einmal zwei, drei oder vier Kilogramm schwerer geworden.« [78]

Trainieren Sie also mindestens sechs Monate genau nach dem in diesem Kapitel beschriebenen Programm. Wenn Sie merken, dass Sie nicht mehr an Kraft zunehmen, keinen Muskelkater mehr bekommen und Ihnen das Programm vielleicht auch zu langweilig wird, dann beginnen Sie zu experimentieren, so wie in Kapitel 4g beschrieben. Später können Sie zu diesem Programm zurückkehren.

*

KAPITEL 7

DAS FRAUEN-TRAININGSPROGRAMM FÜR DEN PERFEKTEN KÖRPER

Frauen haben genau die gleichen Muskeln wie Männer. Der Unterschied besteht nur darin, dass Frauen aus hormonellen Gründen nicht eine so starke Muskulatur aufbauen können wie Männer. Bitte haben Sie keine Angst, wenn Sie Fotos von Profi-Bodybuilderinnen sehen, die Sie – wie die meisten Menschen – nicht als weiblich und ästhetisch empfinden. Diese Frauen sehen nur deshalb so aus, weil sie anabole Steroide nehmen.

Da Sie hoffentlich nicht daran denken, Dopingmittel zu nehmen, brauchen Sie sich keine Sorgen darüber zu machen, dass Sie »zu viele« Muskeln bekommen. Selbst nach jahrelangem und intensivem Training ist das nicht möglich. Frauen geht es meist ohnehin weniger darum, Muskeln aufzubauen, als einen »straffen« Körper zu bekommen, Fett abzubauen und Problemzonen (etwa am Po und den Oberschenkeln) in den Griff zu bekommen.

Was können Sie durch Bodybuilding erreichen und was nicht? Wie schon an anderer Stelle erwähnt, ist es leider nicht möglich, Fett durch bestimmte Übungen gezielt am Po, den Oberschenkeln oder am Bauch abzubauen. Wenn Sie jedoch an diesen Stellen Ihre Muskulatur aufbauen und gleichzeitig durch eine geeignete Ernährungsumstellung Fett abbauen, dann erreichen Sie am Ende genau das, was Sie wünschen: einen straffen Körper.

Wenn Sie hingegen eine Diät machen und nicht trainieren, dann haben Sie am Ende vielleicht sogar einen höheren Körperfettanteil als zuvor. Denn

Tab. 6 Trainingszyklus für Frauen

Übung	Sätze	Wiederholungen
Tag 1: Beine und Po*		
• Kniebeugen	1	20
• Beinpressen	1	15-20
• Sumo-Kreuzheben	1	15
• Beincurls	1	15
• Beinstreckungen	1	15

* Das Gesäß wird bei vielen Beinübungen, besonders bei der Kniebeuge, dem Sumo-Kreuzheben und dem Beinpressen, mittrainiert. Zusätzlich sollten Sie jedoch für den Po den sog. »Ausfallschritt« mit einer Langhantel hinzunehmen.

Tag 2: Cardio-Training

Joggen im Freien oder im Fitness-Studio auf dem Laufband oder auf dem Crosstrainer trainieren; etwa 30-45 Minuten.

Übung	Sätze	Wiederholungen
Tag 3: Brust und Rücken		
Brust		
• Schrägbankdrücken	1	10
• Fliegende Bewegungen	1-2	12-15
• Butterfly	1	12-15
Rücken		
• Rudern vorgebeugt	2	8
• Rudern sitzend	1	8
• Rudern einarmig	1	8

Tab. 6 Trainingszyklus für Frauen (Fortsetzung)

Übung	Sätze	Wiederholungen
Tag 4: Cardio-Training		
Joggen im Freien oder im Fitness-Studio auf dem Laufband oder auf dem Crosstrainer trainieren; etwa 30-45 Minuten.		
Tag 5: Bauch und unterer Rücken		
• Sit ups & Hyperextension (Supersatz)	3	bis zur Erschöpfung
• Bauchmaschine & Rückenstrecker-Maschine (Supersatz)	3	bis zur Erschöpfung
• Bauchpressen	2	bis zur Erschöpfung
• Beine herunterschlagen	2	bis zur Erschöpfung

Sie verlieren bei einer solchen Diät Muskeln, sodass – selbst bei reduziertem Gewicht – Ihr prozentualer Körperfettanteil möglicherweise höher ist als zu Beginn der Diät.

Eigentlich können Sie als Frau genau nach dem gleichen Programm trainieren, wie es für Männer in Kapitel 6 beschrieben ist. Viele Frauen haben jedoch Angst, zu dicke Arme zu bekommen, und wollen bestimmt keine muskulösen Waden haben. Da der Bizeps sowieso bei allen Rückenübungen mittrainiert wird und der Trizeps bei den Brustübungen gefordert ist, habe ich bei dem in Tabelle 6 dargestellten Programm auf ein gezieltes Training der Arme (und auch der Schultern sowie der Waden) verzichtet. Bestimmte Übungen wie Klimmzüge oder Dips wurden aus dem Programm genommen, weil viele Frauen nicht die Kraft haben, eine ausreichende Zahl von korrekten Wiederholungen durchzuführen.

Auf das Rückentraining sollte keine Frau verzichten. Erstens aus gesundheitlichen Gründen und zweitens, weil eine gewisse Muskelentwicklung im Rücken die Taille schlanker erscheinen lässt. Auch das Brusttraining ist von großer Bedeutung, gerade wenn Sie abnehmen. Der Busen ist zwar kein Muskel, sondern ein Drüsengewebe, jedoch wird er durch die Brustmuskulatur gehalten. Eine gut entwickelte Brustmuskulatur wirkt daher wie eine Stütze für den Busen. Umgekehrt gilt: Wenn Sie bei einer Diät zu schnell abnehmen, dann ist der Abbau der Brustmuskulatur einer der Gründe dafür, warum Ihr Busen nach der Diät nicht mehr so straff ist.

Da bei vielen Frauen der Wunsch, Fett zu verlieren, einen hohen Stellenwert hat, ist in diesem Programm das Cardio-Training stärker betont. Zwar werden auch bei einem intensiven Bein- und Rückentraining mit kurzen Pausen gehörig Kalorien verbrannt, aber die intensivere Fettverbrennung erfolgt beim aeroben Training, also dem Cardio-Training (z.B. auf dem Laufband oder dem Crosstrainer).

Jede Trainingseinheit dauert, inklusive Aufwärmen, etwa 45 bis 60 Minuten. Mehr ist für das Muskeltraining nicht notwendig! Wenn Sie allerdings Cardio-Training dazu nehmen, dann wird die gesamte Trainingszeit verlängert, denn Sie sollten dies mindestens 30 Minuten (aber gern auch länger) durchführen. Beachten Sie jedoch unbedingt all das, was in Kapitel 4b über die korrekte Ausführung und das Tempo der Bewegungen gesagt wurde! Die Übungen sind in Kapitel 5 ausführlich beschrieben.

*

KAPITEL 8

SELBSTPROGRAMMIERUNG MIT AUTOGENEM TRAINING [79]

Erfolgreiche Menschen haben eine ausgeprägte Fantasie, die es ihnen ermöglicht, sich heute schon genau so zu sehen, wie sie morgen sein möchten. Oliver Kahn, der dreimal zum besten Torhüter der Welt gewählt wurde, berichtet, wie er sich Ziele gesetzt hatte: »Ich versuchte mir vorzustellen, wie es sein würde, wenn ich das, was ich als Nächstes erreichen wollte, bereits erreicht hätte. Es war meine Ambition, ein möglichst realistisches Bild davon zu malen, mit so vielen Details, in so kräftigen Farben, mit so konkreten Geräuschen und sogar Gerüchen wie möglich.« So entstand in seinem Kopf »ein exaktes Abbild der Realität – bevor sie überhaupt eingetreten war«. [80] Kahn berichtet: »Ich habe eine konkrete Vorstellung entwickelt, wie etwas sein soll. Und ich habe diese Vorstellung vollständig aufgesaugt, absorbiert. Ich habe mich immer und immer wieder hineinversetzt in das, was ich sein wollte, bis ich es schließlich vollständig verkörperte.« [81]

Auch Arnold Schwarzenegger und viele andere erfolgreiche Athleten haben immer wieder beschrieben, wie sie sich selbst »programmiert« haben. Schwarzenegger selbst beschrieb sein Erfolgsrezept so: »Ich setzte mir ein Ziel, visualisierte es sehr deutlich und entwickelte den Drang, den Hunger, es in die Realität umzusetzen. Diese Art von Ehrgeiz, die Tatsache, eine Vision vor Augen zu haben, erfüllt einen mit einer besonderen Begeisterung. Durch diese Begeisterung ist es nicht schwierig oder negativ oder hart, Disziplin aufzubringen. Du liebst dann, was du tust – ins Sportstudio gehen und hart zu trainieren. Selbst wenn Schmerzen dazugehören, um Ihr Ziel zu erreichen – und meistens ist das der Fall – können Sie diese akzeptieren.« [82]

Neben dem Wissen über das Training, das wir in den vorangegangenen sieben Kapiteln dargestellt haben, und dem Wissen über die Ernährung, das im nächsten Kapitel angesprochen wird, ist es entscheidend, dass Sie mentale Techniken kennenlernen und einsetzen.

a. Die Technik des Autogenen Trainings

Ich möchte Ihnen eine Technik vorstellen, die es ungemein erleichtern wird, sich dieses Bild Ihres Idealkörpers »einzuprogrammieren«, nämlich das Autogene Training. Bevor ich diese Technik erläutere, will ich Ihnen die Wirksamkeit am Beispiel der Geschichte des Arztes Dr. Hannes Lindemann veranschaulichen, der in den 50er Jahren als erster Mensch alleine in einem kleinen Serienfaltboot über den Atlantik segelte. Bis zum Jahre 2002 war dies das kleinste Boot, mit dem ein Mensch je den Atlantik überquert hatte. Geschafft hat er es nur durch die Anwendung des Autogenen Trainings, einer Technik, die Anfang der 30er Jahre von dem deutschen Arzt Prof. Dr. Dr. h.c. Schultz erfunden worden war und die es ermöglicht, wie bei einer Selbsthypnose im Zustand tiefster Entspannung bestimmte Ziele in das Unterbewusstsein einzuprogrammieren.

Sechs Monate vor dem geplanten Abfahrtstermin begann Lindemann, täglich mit dem Autogenen Training zu üben und sich Formeln einzuprogrammieren. »Ich schaffe es«, war eine der Formeln. Morgens früh begann er den Tag bereits damit, dass er sich diese Formel einprägte. Auch während des Tages und noch einmal am frühen Nachmittag wiederholte er dies.

»Nach etwa dreiwöchigem Leben mit dem Vorsatz ›ich schaffe es‹, ›wusste‹ ich, dass ich die Fahrt heil überstehen würde«, berichtet Lindemann. [83] Während der Überquerung des Atlantiks kam dieser Vorsatz »Ich schaffe es« immer wieder automatisch zum Vorschein. Als er am 57. Tag kenterte und

Autogenes Training

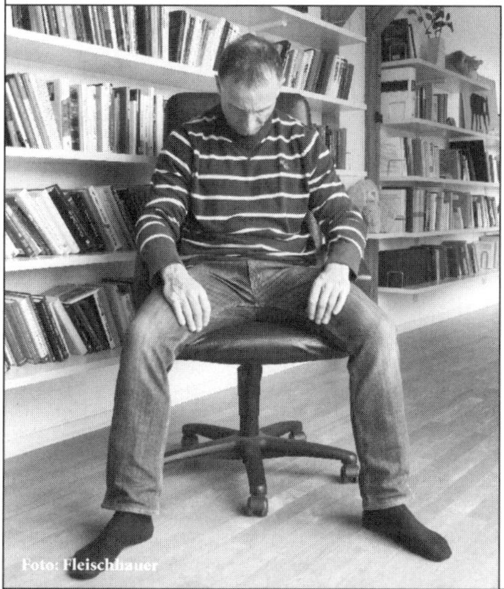

Foto: Fleischhauer

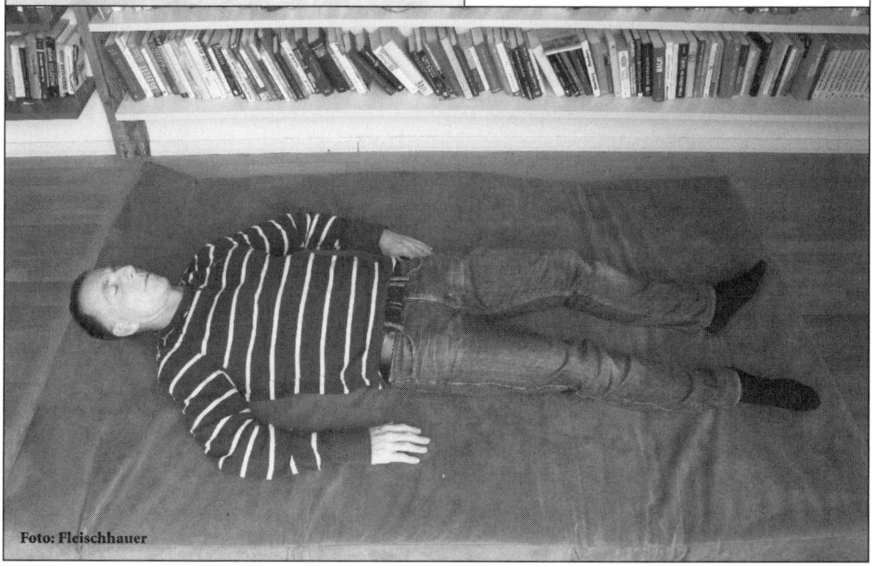

Foto: Fleischhauer

eine lange Sturmnacht auf dem glitschigen Bootsrumpf liegen musste, ehe er es im Morgengrauen wieder aufrichten konnte, drangen die im Autogenen Training einprogrammierten formelhaften Vorsätze aus dem Unterbewusstsein hervor und halfen ihm, die Situation zu meistern.

Ähnliches hat übrigens der Bergsteiger Reinhold Messner berichtet. In einem Vortrag, den ich vor einigen Jahren hörte, erzählte er, wie er in eine Gletscherspalte stürzte und fast sicher war, dass er dort nie mehr herauskommen würde und sterben müsste. Er nahm sich fest vor, dass er, sollte er das Unwahrscheinliche doch schaffen und aus der Spalte hochkommen, sofort umkehren würde. Als er es schließlich geschafft hatte, *musste* er jedoch seine Tour bis zur Bergspitze fortsetzen. »Ich konnte gar nicht anders, denn ich war jeden Morgen mit dem Ziel aufgewacht und jede Nacht damit eingeschlafen und hatte es mir jeden Tag immer wieder einprogrammiert«, so Messner in seinem Vortrag. Sein Unterbewusstsein zwang ihn dann, weiterzumachen und den Aufstieg zum Gipfel fortzusetzen.

Zurück zu Hannes Lindemann und seiner Atlantiküberquerung: Sein entscheidender Vorsatz lautete »Kurs West«. Bei dem leisesten Ausscheren aus dem Westkurs sollte automatisch in ihm »Kurs West« erklingen. Das Schlafdefizit wurde unerträglich, und es stellten sich Halluzinationen ein. Das Wort »West« machte ihn jedoch sofort wieder wach, und er korrigierte den Kurs, sobald er davon abgekommen war. »Dieses Beispiel zeigt, wie formelhafte Vorsätze selbst Halluzinationen durchbrechen können. Ein Novum in der Medizin. Es zeigt aber auch, dass formelhafte Vorsätze so stark wie posthypnotische Suggestionen wirken können.« [84]

Die Hypnose ist in der Tat auch der Ursprung des Autogenen Trainings. Der bereits erwähnte Erfinder dieser Technik, Professor Schultz, arbeitete Anfang des 20. Jahrhunderts in einem Hypnoselaboratorium. Bereits in seiner 1920 erschienenen Arbeit »Schichtenbildung im hypnotischen Seelenleben« wurde die Grundkonzeption des Autogenen Trainings sichtbar. 1932 schrieb er dann seine große und heute weltberühmte Monografie »Das Autogene Training – konzentrative Selbstentspannung«.

Beim Autogenen Training handelt es sich im Grunde genommen um eine Form der Selbsthypnose. Schultz hatte nämlich entdeckt, dass die Formeln, die ein Hypnotiseur gebraucht, auch von jedem selbst verwendet werden könnten, um in einen Zustand tiefster Entspannung zu gelangen, der es ermöglicht, die Tiefen des Unterbewusstseins zu erreichen.

Wer das Autogene Training beherrscht, verfügt nicht nur über eine hoch wirksame Entspannungstechnik, sondern er kann auch bestimmte Ziele tief in sein Unterbewusstsein einprogrammieren – ähnlich wie man ein Ziel in das Navigationssystem eines Autos eingibt. So wie das Navigationssystem dann den Weg berechnet und anzeigt, den man fahren muss, so weist auch das Unterbewusstsein den Weg zu einem Ziel, das beim Autogenen Training einsuggeriert wurde.

Ich selbst betreibe das Autogene Training seit mehr als drei Jahrzehnten, und zwar täglich. Ich habe jedoch nur wenige Menschen kennengelernt, die es wirklich beherrschen. Der Grund liegt nicht darin, dass es schwierig zu erlernen ist. Im Gegenteil. Es ist sogar sehr einfach, diese Technik zu erlernen. Allerdings muss man hierzu die ersten neun Monate mindestens zweimal am Tag konsequent üben – und hierzu fehlt den meisten Menschen leider die Disziplin. Wie lange es dauert, bis man es erlernt hat, das ist von Mensch zu Mensch verschieden. Bei manchen stellen sich schon nach wenigen Wochen deutliche Wirkungen ein, bei anderen dauert es einige Monate. Der Begründer des Autogenen Trainings, Prof. Schultz, meinte: »Nach 600maligem Üben hat es noch *jeder* gelernt.« [85] Beherrscht man die Technik einmal, dann verlernt man sie – ähnlich wie die Fähigkeit zu lesen, zu schreiben oder Fahrrad zu fahren – niemals mehr im Leben.

Sie müssen zunächst die Grundformeln beherrschen, und dann können Sie sich individuelle Vorsätze und Bilder einprägen. Das können Vorsätze für die Ernährung oder das Training sein oder ein Bild, wie Sie sich Ihren idealen Körper vorstellen.

Manchmal wird die Frage gestellt, wie lange das Autogene Training dauert. Wer es gut beherrscht, kann es in wenigen Minuten absolvieren. Manchmal

Tab. 7 Autogenes Training

Legen Sie sich auf den Rücken und winkeln Sie Arme und Beine leicht an, damit diese entspannt sind. Die Füße lässt man wie von selbst locker auseinanderklappen. Dabei zeigen die Fußspitzen leicht nach außen. Die Arme liegen mit leicht gebeugtem Ellbogen neben dem Körper, die Handinnenflächen zeigen nach unten. Sie müssen für eine absolut ruhige Umgebung sorgen. Schalten Sie Ihr Handy aus, gehen Sie sicher, dass Sie nicht von anderen Menschen oder Geräuschen unterbrochen werden.

Dann sagen Sie sich innerlich bestimmte Formeln auf, und zwar jede fünf bis zehn Mal:

1. »Bin ganz ruhig.« Mit dieser Formel fängt das Autogene Training an. Nach jeder einzelnen Formel, die nun folgt, sagen Sie sich immer zwei oder drei Mal wieder diese Eingangsformel »Bin ganz ruhig«.

2. Die zweite Übung ist die Schwereübung. Nacheinander sagen Sie folgende Formeln auf: »Rechter Arm ganz schwer.« »Beide Arme ganz schwer.« »Beide Beine ganz schwer.« Stellen Sie sich vor, wie Ihre Arme und Beine ganz schwer werden, so als ob sie nach unten gezogen würden. Wer das Autogene Training beherrscht, fühlt jetzt eine angenehme Schwere. Die Muskeln sind völlig entspannt. Wenn Sie Linkshänder sind, beginnen Sie diese und die nächste Formel mit dem linken Arm.

3. Die dritte Übung ist die Wärmeübung. Nacheinander sagen Sie sich folgende Formeln auf: »Rechter Arm strömend warm.« »Beide Arme strömend warm.« »Beide Beine strömend warm.« Haben Sie dies häufig genug geübt, dann empfinden Sie eine angenehme Wärme, die dadurch zustande kommt, dass das Blut in Ihre Gliedmaßen fließt.

4. »Herz schlägt ganz ruhig.« Wenn Sie das Autogene Training beherrschen, merken Sie, wie Ihr Herzschlag ganz ruhig wird, auch wenn Sie vorher gestresst oder aufgeregt waren und Ihr Herz schnell geschlagen hat.

Tab. 7 Autogenes Training (Fortsetzung)

5. »Atmung ganz ruhig.« Das Autogene Training ist, anders als das Yoga, mit keinen besonderen Atemtechniken verbunden. Spüren Sie die Atmung – Sie können auch sagen »Es atmet mich«.

6. »Solarplexus strömend warm.« Stellen Sie sich vor, dass die Gegend um Ihren Solarplexus strömend warm ist.

7. »Stirn angenehm kühl.« Stellen Sie sich vor, dass Ihre Stirn angenehm kühl ist.

8. An dieser Stelle kommen dann Ihre individuellen Formeln und Bilder zum Einsatz, für die das Unterbewusstsein nunmehr im Zustand vollkommener Entspannung sehr aufnahmebereit ist – dazu mehr auf den folgenden Seiten.

9. Am Schluss müssen Sie die Übung mit bestimmten Formeln beenden: »Atmung tief, Arme und Beine fest, Augen auf.« Während Sie sich dies innerlich aufsagen, atmen Sie tief ein, spannen Sie Arme und Beine an und öffnen dann die Augen.

verbringe ich jedoch bewusst auch eine halbe Stunde oder länger im Zustand des Autogenen Trainings. Das Schöne daran ist, dass Sie es – wenn Sie es gut beherrschen – wirklich überall ausführen können. Ich habe sogar schon die Wartezeit an einem lauten, internationalen Flughafen damit verbracht, autogen zu trainieren, umgeben von vielen Menschen. Damit Sie so »abschalten« können, dass Sie kaum mehr wahrnehmen, was um Sie herum vorgeht, brauchen Sie jedoch einige Jahre Praxis.

Die Wirkungen des Autogenen Trainings sind messbar. Weltweit wurden mehr als 60 verschiedene Mess- und Testmethoden verwendet, um die körperlichen und psychischen Veränderungen beim Autogenen Training zu messen. So wurden etwa mithilfe der Thermografie die Wärmeeffekte nachgewiesen, ebenso wie die veränderte Herz- und Atemfrequenz vielfach durch Messungen im Rahmen wissenschaftlicher Experimente bestätigt wurde.

Beherrscht man diese Grundformeln und befindet man sich in einem Zustand tiefster Entspannung, dann ist das Unterbewusstsein – ähnlich wie in der Hypnose – sehr aufnahmebereit für suggestive Formeln. Diese Formeln wirken besonders stark, wenn sie im Zustand absoluter Entspannung immer wieder in das Unterbewusstsein einprogrammiert werden. Es handelt sich hier um die wirksamste Form der Autosuggestion.

»Stellen Sie sich das gewünschte Ergebnis so lebendig wie nur irgend möglich als bereits verwirklicht vor«, empfiehlt Joseph Murphy, »und das unendliche Lebensprinzip wird auf Ihre bewusste Entscheidung und Ihren klar umrissenen Wunsch reagieren. Dies nämlich ist die eigentliche Bedeutung des Bibelwortes: ›Glaubt, ihr habet empfangen, und es wird euch gegeben werden.‹« [86]

Sie können sich individuelle Formeln einprogrammieren, die Ihnen helfen, Ihre Ziele zu erreichen. Wenn Sie sich z.B. vorgenommen haben, künftig auf Süßigkeiten zu verzichten, dann können Sie eine Formel bilden wie: »Süßigkeiten ganz gleichgültig« oder »Ich brauche keine Süßigkeiten mehr«.

Warum funktioniert diese Methode der Selbstprogrammierung? Joseph Murphy hat in seinem 1962 erschienenen Klassiker »The Power of your Subconscious Mind« (»Die Macht Ihres Unterbewusstseins«) erklärt, wie man durch Autosuggestion seine Ziele erreichen kann. »Entspannung ist der Schlüssel zum Erfolg«, schrieb er. »Verschwenden Sie keine Gedanken daran, auf welche Art und Weise wohl Ihr Wunsch in Erfüllung gehen wird, sondern betrachten Sie ihn – gleichgültig ob es sich um Gesundheit, Finanzen oder Anstellung handelt – als bereits an der Schwelle zu seiner Verwirklichung.« [87]

Das mag Ihnen ungewöhnlich erscheinen. Die meisten Menschen fangen sofort an, mit ihrem Bewusstsein kritisch zu überprüfen, ob und auf welchem Wege ein Ziel denn zu erreichen sei. Sie malen sich dann alle möglichen Hindernisse aus und suchen nach Gründen, warum sie scheitern könnten. Die Erfahrung zeigt jedoch, dass der Weg zu einem Ziel, welches in das Unterbewusstsein »einprogrammiert« ist, zunächst nicht bekannt sein muss. Wichtig ist, dass sich das Ziel durch ständige Wiederholung autosuggestiv in Ihr Unterbewusstsein einprägt. Das Unterbewusstsein ist klüger als unser Bewusstsein und findet Wege, ein Ziel zu erreichen.

Viele Menschen sind skeptisch, wenn sie von solchen Techniken erfahren. Dabei erleben sie jeden Tag, wie wirksam ständig wiederholte Formeln sind und wie diese unser Handeln zu beeinflussen vermögen. Die Werbung ist nur eines von vielen Beispielen dafür.

Autoren wie Murphy haben wichtige Hinweise gegeben, wie Menschen Ziele erreichen können. Sie haben allerdings keine wirksame Technik benannt, auf welchem Weg man sich seine Ziele in das Unterbewusstsein einprogrammieren kann.

Diese Technik ist das Autogene Training, weil es ermöglicht, durch eine besonders tiefe Entspannung den Zugang zu den tiefsten Schichten des Unterbewusstseins zu erlangen und diesem dann durch ständige Wiederholung bestimmter Formeln Ziele einzuprogrammieren. Man kann sich natürlich Ziele, Bilder und Vorsätze auch »innerlich aufsagen«, ohne vorher autogen zu trainieren. Diese Methode der Autosuggestion wurde schon im 19. Jahrhundert von Emile Coué entwickelt.

Schultz, der Begründer des Autogenen Trainings, würdigte einerseits diese Methode, wies jedoch andererseits darauf hin, Coué streue den »Samen« seiner positiven Gedanken sozusagen in den Wind. Seine Saat gehe nur unvollständig auf, weil ihm Kenntnisse zur notwendigen »Bodenkultivierung« fehlten. »Anders als bei den formelhaften Vorsätzen und Leitsprüchen des Autogenen Trainings handelt es sich bei der ›Methode Coué‹ um ein Überreden und Einreden von angestrebten Zuständen ohne vorherige ›Feldbestellung‹. Es fehlt jene stufenweise Vorbereitung durch Selbsteinübung, die kennzeichnend für das Autogene Training ist.« [88]

Das Autogene Training ist eine Methode, ähnlich wie bei der Hypnose, das kritisch-wertende Denken für eine gewisse Zeit zurückzudrängen oder sogar auszuschalten, um dadurch einen unmittelbaren Zugang zum Unterbewusstsein zu bekommen. So wichtig unser analytisches Denken ist, so hat es doch seine sehr engen Grenzen. Das menschliche Verhalten wird oftmals eher von unterbewussten Impulsen geleitet als von bewussten Entscheidungen. Nicht selten sind bewusste Entscheidungen nur noch Rationalisierungen von unterbewussten Impulsen. Zudem liegen im Unterbewusstsein viele Informationen verborgen, die wir nicht bewusst abrufen können. Gelingt es aber, dem Unterbewusstsein unsere Ziele einzuprogrammieren, dann sucht es sich selbst die Informationen heraus, die notwendig sind, um diese Ziele zu erreichen.

Kann man sich mit dem Autogenen Training »alle« Ziele einprogrammieren und diese dann erreichen? Voraussetzung dafür ist, dass Sie an diese Ziele selbst glauben können. Wenn Sie heute dick sind, über 100 Kilogramm wiegen und sich einprogrammieren, dass Sie in sechs Monaten einen Körper wie Steve Reeves haben, dann könnten Sie dies selbst nicht glauben – und würden dieses Ziel auch nicht erreichen. Und wenn Sie heute nur zehn Mal 70 Kilogramm auf der Schrägbank schaffen, hat es keinen Sinn, sich vorzustellen, dass es bereits nächste Woche zehn Mal 100 Kilogramm sind.

Doch es ist sehr selten der Fall, dass sich Menschen »unrealistisch« hohe Ziele setzen. Die meisten Menschen setzen ihre Ziele eher zu niedrig an. Sie werden jedoch im Leben selten mehr erreichen, als Sie sich vornehmen. Muss es nicht deprimierend sein, wenn man sich am Ende seines Lebens selbst sagen muss, dass man vielleicht nur deshalb nicht mehr von seinen Träumen verwirklicht hat, weil man sich zu kleine Ziele gesetzt hat?

Sie haben stets die Wahl, wie hoch Sie Ihre Ziele setzen: Wenn Sie übergewichtig sind, können Sie sich zum Ziel setzen, fünf oder zehn Kilo von Ihrem Übergewicht zu reduzieren. Sie können sich aber auch das Ziel setzen, eine ideale Figur zu erreichen. Ich bin der Meinung, dass es in gewisser Hinsicht sogar einfacher ist, größere Ziele zu erreichen, weil die Motivation und die

Begeisterung für ein großes Ziel ungleich höher sind als für eine bescheidene Zielsetzung. Ich glaube auch, dass es letztlich nicht anstrengender ist, sich das Ziel eines idealen Körpers zu setzen als mit dem ständigen Gefühl der Unzufriedenheit einen Körper zu ertragen, den Sie selbst nicht mögen.

Sie glauben, Sie selbst könnten keinen perfekten Körper entwickeln? Nun, dann wird es auch leider so sein. Schon der legendäre amerikanische Unternehmer Henry Ford wusste: »Ob du denkst, du kannst es oder du kannst es nicht: Du wirst auf jeden Fall recht behalten.« Lesen Sie das Buch von David J. Schwartz, »Denken Sie groß«. Er erklärt dort, was Sie mit »großem« Denken erreichen können. »Wenn Sie etwas für unmöglich halten, geht Ihr Verstand für Sie ans Werk und beweist es Ihnen. Wenn Sie aber glauben, wirklich glauben, dass etwas machbar ist, geht Ihr Verstand für Sie ans Werk und hilft Ihnen, Durchführungswege zu finden.« [89]

Die Ziele, die Sie sich einprogrammieren, müssen spezifisch, am besten quantifizierbar und zeitlich limitiert sein. Wenn Sie einem Versandhaus eine Postkarte schreiben, man solle Ihnen »etwas Schönes zuschicken«, dann wird das Versandhaus damit nichts anfangen können. Ebenso wenig kann Ihr Unterbewusstsein etwas mit so unspezifischen Zielen anfangen wie etwa: »Ich möchte eine bessere Figur haben.« Wenn Sie hingegen genau festlegen, welche Maße Sie bis zu welchem Zeitpunkt haben möchten, dann versteht Ihr Unterbewusstsein dieses Ziel. Und Sie selbst können auch eindeutig überprüfen und messen, ob Sie das Ziel erreicht oder verfehlt haben.

Wichtig ist zudem, dass Sie die Ziele, die Sie sich setzen, schriftlich niederlegen. Erstmals wurde dies durch eine Studie belegt, die mit Harvard-Absolventen durchgeführt wurde. Die Studienabgänger wurden gefragt, ob sie sich ein schriftliches Ziel für ihre Zukunft gesetzt hätten. 84 Prozent hatten gar keine spezifischen Ziele, 13 Prozent hatten zwar Ziele formuliert, jedoch nur »im Kopf«. Lediglich drei Prozent hatten ihre Ziele aufgeschrieben. Zehn Jahre später interviewte man die gleichen Personen. Die 13 Prozent, die sich Ziele gesetzt hatten (wenn auch nicht schriftlich), verdienten doppelt so viel wie die 84 Prozent, welche gar keine spezifischen Ziele formuliert hatten.

Aber die drei Prozent, die ihre Ziele aufgeschrieben hatten, verdienten im Durchschnitt zehn Mal mehr als die anderen 97 Prozent. [90]

Legen Sie sich ein Buch oder ein Album zu, das Sie »Mein idealer Körper« nennen. Sie können darin Fotos kleben von einem Körper, wie Sie ihn sich vorstellen. Und Sie sollten darin jene Ziele schriftlich fixieren, die Sie sich setzen. Manche Menschen haben Angst, sich zu hohe Ziele mit Blick auf ihre Figur zu setzen, weil sie diese vielleicht nicht erreichen könnten. Wenn Sie sich aber keine hohen Ziele setzen, dann sind Sie schon gescheitert, ehe Sie begonnen haben.

b. Autogenes Training und die mentale Verbindung zum Muskel

Das Autogene Training und Bodybuilding haben viele Gemeinsamkeiten. Auf den ersten Blick mag diese Feststellung überraschen, da beim Autogenen Training die Muskeln entspannt sind und es beim Bodybuilding gerade auf die maximale Spannung ankommt. Aber in beiden Fällen geht es vor allem darum, dass Sie eine mentale Verbindung zu Ihrem Körper und insbesondere zu Ihrer Muskulatur herstellen.

Arnold Schwarzenegger betonte immer wieder: »Der Schlüssel zum Erfolg liegt darin, beim Trainieren an den Muskel zu denken, nicht an das Gewicht… Wenn Sie an das Gewicht denken anstatt an den Muskel, spüren Sie nicht wirklich, was der Muskel macht. Sie verlieren die Kontrolle über ihn. Anstatt sich voll auf Kontraktion und Dehnung zu konzentrieren, üben Sie nur rohe Kraft aus.« [91]

Im Bodybuilding wie im Autogenen Training geht es darum, den Muskel und den Körper zu fühlen. Beim Bodybuilding merken Sie, wie sich Ihre Muskeln beim Training »aufpumpen«, weil Blut in die Muskeln fließt. Beim Autogenen Training spüren Sie ein Wärmegefühl in Armen und Beinen, weil sich die Blutgefäßwände entspannen. Durch die Vorstellung von Schwere und Wärme kommt es zu einer vermehrten Blutzufuhr in Armen und Beinen.

Diese Wirkungen spürt man nicht, wenn man das erste Mal autogen trainiert. Erst mit einer gewissen Übung stellt sich dieses Gefühl ein. Ähnlich ist es beim Bodybuilding: Um das richtige »Muskelgefühl« zu entwickeln, braucht es eine gewisse Zeit der Übung.

Bodybuilder wissen, dass sie nur dann erfolgreich sein können, wenn sie den Muskel beim Training fühlen. Bodybuilding, so betont Vize-Mr. Olympia Kai Greene immer wieder, ist eine mentale Aktivität. Wenn Sie einen Schwachpunkt in Ihrer Körperentwicklung haben, also einen Muskel, der nur schwer auf das Training anspricht, so liegt die Ursache neben genetischen Dispositionen meist in einer mentalen Blockade: Sie sind nicht in der Lage, während des Trainings diesen Muskel bzw. diese Muskelgruppe zu spüren.

Durch Autogenes Training können Sie solche Blockaden durchbrechen. Sie können sich Formeln einprogrammieren, die es Ihnen erlauben, eine mentale Verbindung zu den Muskeln herzustellen. Nehmen wir an, der Trizeps ist ein Schwachpunkt bei Ihnen. Dann können Sie sich während des Autogenen Trainings Formeln einprogrammieren wie etwa: »Ich fühle, wie mein Trizeps von Training zu Training stärker wird« oder »Ich fühle meinen Trizeps beim Trizepstraining jedes Mal intensiver.«

Insbesondere bei jenen Muskeln, die man beim Training nicht sieht, also den Rückenmuskeln und dem Beinbizeps, ist es oft nicht so einfach, die mentale Verbindung herzustellen. Das Autogene Training kann Ihnen dabei helfen, wenn Sie sich entsprechende Formeln einprogrammieren, um die Verbindung zu diesen Muskeln herzustellen.

Tom Platz, der Bodybuilder mit den phänomenalen Oberschenkeln, den ich bereits erwähnt hatte, ließ sich von dem bekannten Hypnotherapeuten Peter C. Siegel hypnotisieren, um seine Leistung in der Kniebeuge zu steigern. Er betonte, dass dies zu seinen außergewöhnlichen Kraftleistungen beigetragen hat. Auch viele andere Sportler haben erfolgreich mit der Hypnose gearbeitet. Der Boxer Ken Norton nutzte Hypnose für sein Training vor seinem großen Sieg über Muhammad Ali. Das war der Kampf, in dem er Alis Kiefer brach. [92]

Tab. 8 Grundsätze für die Formeln des Autogenen Trainings

- Formulieren Sie positiv. Gebrauchen Sie keine negativen Formulierungen oder Verneinungen, weil Ihr Unterbewusstsein dies nicht versteht.
- Die Formeln sollten kurz sein. Wenn sie sich reimen, kann das ein Vorteil sein, doch ist dies nicht notwendig.
- Formulieren Sie die Formeln in der Gegenwartsform. Sagen Sie also nicht: »Ich *werde* 120 Kilogramm auf der Schrägbank drücken«, sondern: »Ich *drücke* 120 Kilogramm auf der Schrägbank.«
- Visualisieren Sie Ihre Vorstellungen, denn das Unterbewusstsein denkt in Bildern.

Amerikanische Wissenschaftler haben untersucht, welche Faktoren eine maximale Leistungssteigerung bewirken. Versuchspersonen mussten den Bizeps des rechten Arms anspannen. Unter der Einwirkung von Alkohol kam es zu einer vorübergehenden Leistungssteigerung von 3,7 Pfund, nach der Verabreichung von Adrenalin betrug die Steigerung 4,7 Pfund, nach Verabreichung von Amphetamin 9,5 Pfund und nach Hypnose 18,3 Pfund. [93]

Wie bereits erwähnt, sind die Hypnose und das Autogene Training eng verwandt. Autogenes Training ist nichts anderes als Selbsthypnose, und Sie können sich natürlich auch bestimmte Ziele für Ihre Kraftleistungen einprogrammieren, so z.B. »Ich schaffe 20 Wiederholungen Kniebeugen mit 140 Kilogramm« oder »Ich werde in der Kniebeuge von Woche zu Woche stärker und stärker.« Sie müssen Ihre eigenen Formeln finden – gebrauchen Sie die Worte, die zu Ihnen passen. Für die Formulierung der Formeln gibt es jedoch bestimmte Grundsätze, die Sie beachten müssen, siehe dazu Tabelle 8.

Die Visualisierung ist besonders wichtig. Vize-Mr. Olympia Kai Greene betont die große Bedeutung der Visualisierung von Zielen: »Ich sehe es immer wieder vor Augen und rede mir immer wieder ein, es bereits erreicht zu haben, und indem ich das tue, bringe ich mich dem tatsächlichen Ergebnis ein Stück näher. Das bündelt meinen gesamten Fokus auf meinem zukünftigen Ich, sodass ich einfach mein jetziges Ich durch mein künftiges ersetzen muss. Die Landkarte habe ich schon im Kopf – ich muss einfach nur dahin gehen, wo sie mich hinschickt.« [94]

Der dreimalige Mr. Olympia Frank Zane führte seinen Erfolg vor allem auf die Anwendung mentaler Techniken zurück. »Gleichzeitig interessierte ich mich für Bodybuilding, Yoga, Bogenschießen und fernöstliche Denkweisen. Ich lernte früh zu meditieren und stellte fest, dass ich dadurch ruhiger wurde und bessere Leistungen erzielte… Die Meditation war für mich ein mächtiges Instrument zur Erreichung meiner Ziele.« [95]

Was beim Autogenen Training die formelhaften Vorsätze sind, waren für Zane Mantras, die er jeden Tag immer und immer wieder aufsagte. »Da gibt es Parallelen zum Training: beide funktionieren durch Wiederholung… Alles, was so oft wiederholt wird, muss sehr viel Kraft haben«, so Zane. »Das Beste zum Erreichen eines Ziels ist das ›Leben in der Zukunft‹. Leben Sie so, als ob Sie Ihr Ziel nicht nur erreichen *werden*, sondern als ob Sie es bereits erreicht *hätten*. Sie zeigen es bereits, spüren die Schwingungen. Das ist Teil des Prozesses der Meditation.« [96]

Ob Sie nun fernöstliche Meditation betreiben oder Autogenes Training – in beiden Fällen stellen Sie durch totale Entspannung eine Verbindung zum Unterbewusstsein her und werden damit aufnahmebereit für positive Suggestionen. Sie können im Zustand der Entspannung das gewünschte Ergebnis Ihres Trainings wie in einem Kinofilm sehen. Stellen Sie sich Ihren Körper vor, mit den Maßen, die Sie erstrebenswert finden. Versuchen Sie, sich selbst so deutlich wie möglich zu sehen, und sagen Sie sich die Maße Ihrer Idealfigur innerlich mehrmals auf, z.B.: Waden 43 cm, Oberschenkel 62 cm, Taille 76 cm, Brust 116 cm, Arme 43 cm.

Stellen Sie sich Bilder vor, denn das Unterbewusstsein reagiert am besten auf bildliche Vorstellungen. Sie können sich vorstellen, wie Sie die Maße mit einem Maßband nehmen, wie Sie Ihr Sixpack in einem Spiegel anschauen; wie Sie am Strand oder im Fitnessstudio Komplimente für Ihre Figur bekommen.

Sportler in vielen Disziplinen arbeiten mit dem Autogenen Training. Sie gehen dabei die Übungen »im Geiste« durch, bevor sie sie wirklich ausführen. Insbesondere bei Sportarten, in denen die Technik wichtig ist, wird diese Methode eingesetzt. So verwendete der 144 Kilogramm schwere Olympiasieger im Superschwergewicht im Gewichtheben, Matthias Steiner, die Methode des Autogenen Trainings. »Die Leistungsverbesserung im Sport«, schreibt Dr. Lindemann in seinem Standardwerk, »ist ein Hauptanwendungsgebiet des Autogenen Trainings«. [97] Sie können sich im Zustand der Entspannung beim Autogenen Training die Bewegungen vorstellen, die Sie im nächsten Training ausführen werden. Stellen Sie sich Bilder vor, wie Sie eine Übung ausführen, und spüren Sie, wie sich der Muskel dabei anfühlen wird. Das Autogene Training wird Ihnen jedoch nicht nur helfen, Ihre Leistung zu steigern und eine bessere mentale Verbindung zum Muskel herzustellen. Vor allem hilft Ihnen diese Technik, sich zu entspannen. Dies ist für den Erfolg im Bodybuilding von besonderer Bedeutung. Ihre Muskeln wachsen schließlich nicht beim Training, sondern in den Ruhephasen danach.

Wenn Sie in Ihrem Alltagsleben bzw. in Ihrem Job viel Stress haben und es nicht lernen, sich zu entspannen, dann riskieren Sie nicht nur gesundheitliche Probleme, sondern Sie sabotieren damit auch das Wachstum Ihrer Muskeln. Das von Bodybuildern gefürchtete Übertraining ist keineswegs nur eine Folge von zu häufigem Training. Viel öfter ergibt sich ein Übertraining, weil zwischen den Trainingseinheiten keine ausreichende Erholung und Entspannung stattfindet. Wenn Sie regelmäßig – am besten jeden Tag – autogen trainieren, reduziert sich damit die Gefahr des Übertrainings.

Spannung und Entspannung gehören eng zusammen: Das wissen die Mönche, die in Klöstern in Asien leben und für die Meditation – etwa die

Zen-Meditation – auf der einen Seite und die intensive Konzentration bei Kampfsportarten wie Kung Fu oder Karate eng zusammengehören.

Sie leben jedoch nicht in einem Kloster, sondern haben einen herausfordernden Job. Ich habe zu Beginn dieses Buches erwähnt, dass ich oft eine 60-Stunden-Woche habe und dennoch etwa fünf Mal in der Woche trainiere. Ich schaffe das, indem ich jeden Tag Autogenes Training mache oder auf andere Weise für Entspannung sorge. Da ich an drei bis vier Tagen in der Woche im Flugzeug unterwegs bin, habe ich mir angewöhnt, während der Flüge, die meistens etwa eine Stunde dauern, entweder zu schlafen oder autogen zu trainieren. Wenn ich dann zu Hause ankomme, bin ich wieder fit und freue mich auf mein Training um 22 oder auch manchmal um 23 Uhr.

*

KAPITEL 9

ERNÄHRUNG FÜR DEN PERFEKTEN KÖRPER

Stellen Sie sich vor, Sie hätten ein teures Rennpferd im Wert von 100.000 Euro. Würden Sie ihm täglich Schokolade, Eiscreme, Pizza und Weißbrot zu essen geben und zu trinken statt Wasser zuckerhaltige Getränke? Glauben Sie, das Pferd würde so Rennen gewinnen und gesund bleiben? Warum gehen Sie dann mit Ihrem Körper so um?

a. Für und wider Diäten

Ich hatte einmal einen Bekannten, der 270 Kilogramm wog. Niemand wusste so viel über Diät und Ernährung wie er. Er hatte ein ganzes Regal voller Bücher über Ernährung und Diät und wirklich schon alles ausprobiert, was es gibt. Er hatte auch immer wieder erheblich abgenommen – einmal sogar über 100 Kilo. Aber es dauerte nicht lange, bis er das Gewicht wieder zugelegt hatte. Sie wissen, wovon ich spreche – vom JoJo-Effekt, den Sie vielleicht auch selbst schon erlebt haben.

Mir geht es jedoch um etwas anderes: Dieser Mann wusste alles über Ernährung, aber das Wissen half ihm offensichtlich nicht. Vielleicht war dies ein extremer Fall – er war Mitglied in einer Selbsthilfegruppe für Esssüchtige. Aber geht es uns nicht allen so? Wir wissen, wie wir uns ernähren sollten, aber wir können es meist dauerhaft nicht umsetzen. Wir wissen, dass es besser ist,

Vollkornbrot, Quark und Äpfel zu essen, aber dann essen wir immer wieder Pommes, Schokolade und Pizza. Offenbar reicht Wissen allein nicht aus, um sich richtig zu ernähren.

Training alleine reicht natürlich auch nicht aus. Wenn wir uns falsch ernähren, können wir trainieren so viel wir wollen. Die Muskeln werden unter einer Fettschicht verborgen bleiben. Bodybuilder neigten früher dazu, in »Massephasen« viel Gewicht zuzunehmen – neben Muskeln auch viel Fett. Um dann in einer »Definitionsphase«, also vor einem Wettkampf, das Fett wieder durch eine Diät mit viel Protein, wenig Kohlenhydraten und wenig Fett loszuwerden. Dabei verloren sie allerdings oft auch Muskeln, weshalb diese Methode wieder außer Mode gekommen ist. Und ein Vorbild für den Normalsterblichen ist diese Methode sowieso nicht.

Bleiben wir zunächst jedoch beim Thema Diät. Die Aussichten, hiermit erfolgreich zu sein, scheinen gering. Der englische Buchmacher William Hill bietet an, gegen jeden zu wetten, der abnehmen will. Die Wettagentur bietet Gewinnchancen von bis zu 50 zu 1 und lässt die Teilnehmer sogar selbst festlegen, wie viel sie über welchen Zeitraum abnehmen wollen. Leider verlieren 80 Prozent der Teilnehmer, und dies, obwohl sie bis zu 5000 Euro gewinnen können. [98]

Aber nicht jede Diät ist erfolglos. Wir alle kennen neben vielen Menschen, die erfolglose Diäten hinter sich haben, auch solche, bei denen das Ergebnis der Diät über viele Jahre dauerhaft war. Forscher, die in den USA für das National Weight Control Registry (das nationale Amt für Gewichtskontrolle) arbeiten, analysierten die Gewohnheiten von mehr als 6000 Menschen, die über 30 Pfund Gewicht verloren hatten. In dem National Weight Control Registry sind Personen verzeichnet, die die Ergebnisse einer Diät mindestens ein Jahr halten konnten. Im Durchschnitt verloren sie 66 Pfund (die Spanne reichte von 30 zu 300 Pfund) und hielten ihr Gewicht über 5,5 Jahre (die Dauer reichte von einem bis 66 Jahre). [99]

Die meisten dieser Menschen, die erfolgreich ihr nach einer Diät erreichtes Gewicht hielten, stellten sich eine bestimmte Belohnung für das Einhalten der

Diät vor – einen Bikini, den sie tragen wollten, oder das Gefühl des Stolzes, wenn sie sich jeden Tag auf die Waage stellten. »Sie konzentrierten sich auf das Verlangen nach dieser Belohnung, wenn Verlockungen auftraten, und das Verlangen wurde zu einer Obsession. Und ihr Verlangen nach dieser Belohnung verdrängte die Verlockung, die Diät aufzugeben, wie die Forscher herausfanden. Das Verlangen trieb die Gewohnheitsschleife an.« [100] Übrigens berichteten auch 90 Prozent derjenigen, die erfolgreich die Ergebnisse ihrer Diät hielten, dass sie regelmäßig Sport trieben, und zwar durchschnittlich (!) eine Stunde am Tag!

Die heute oft vertretene Ansicht, alle Diäten seien sowieso wertlos, weil es die meisten nicht schafften und dann der JoJo-Effekt unvermeidlich sei, ist also in dieser pauschalen Form nicht richtig. Richtig ist, dass Diät keine Dauerlösung ist, sondern es um die dauerhafte Umstellung von Ernährungsgewohnheiten geht. Aber die »Initialzündung« ist wichtig. Wenn Sie Fett abnehmen wollen, sollten Sie natürlich zunächst eine Diät halten, und zwar eine, die rasche Ergebnisse bringt. Denn Untersuchungen belegen, dass es einfacher ist, eine Diät durchzuhalten, wenn gleich in den ersten Wochen Ergebnisse sichtbar sind. Dennoch ist es richtig: Für die meisten Menschen besteht die Schwierigkeit keineswegs darin, abzunehmen, sondern darin, danach nicht wieder zuzunehmen.

Wenn Sie das Programm zum Muskelaufbau befolgen, das in diesem Buch beschrieben ist, dann werden Sie sogar zunehmen – aber an Muskeln, nicht an Fett. Deshalb bringt auch der Blick auf die Waage nicht viel. Oder es kann sein, dass Ihr Gewicht gleichgeblieben ist, aber sich die Körperzusammensetzung verändert hat.

Gerade für wenig trainierte Menschen, die relativ leicht und rasch an Muskelmasse zunehmen, wenn sie so trainieren, wie in diesem Buch empfohlen, ist es durchaus möglich, gleichzeitig Muskeln aufzubauen und Fett abzunehmen. Wenn Sie wissen wollen, ob Sie Fett ab- oder zugenommen haben, ist es deshalb sinnvoller, dass Sie morgens vor dem Frühstück Ihren Taillenumfang messen als auf die Waage zu schauen.

Wie sollten Sie sich also ernähren, wenn Sie ein anspruchsvolles Trainingsprogramm befolgen, wie es in diesem Buch dargestellt ist?

Zuerst können Sie von Profi-Bodybuildern in einer Hinsicht lernen: Statt der traditionellen drei Mahlzeiten am Tag nehmen sie sechs Mahlzeiten zu sich. Der ehemalige Mr. Olympia Jay Cutler nahm sogar acht bis zehn Mahlzeiten täglich zu sich. [101] Natürlich werden diese Mahlzeiten bei Ihnen deutlich kleiner ausfallen als bei einem Profi-Bodybuilder, der über 100 Kilo Muskelmasse zu versorgen hat. Aber wenn Sie drei große Mahlzeiten zu sich nehmen, wird der Körper die überschüssigen Kalorien wahrscheinlich als Fett speichern. Deshalb sollten Sie Ihren Körper daran gewöhnen, alle drei Stunden kleinere Mahlzeiten zu sich zu nehmen. Sie können Ihren Körper dazu »erziehen«, dass sich alle drei Stunden ein Hungergefühl einstellt, wenn Sie dies auch nur über einige Wochen hinweg konsequent praktizieren. Eine »Mahlzeit« kann dabei durchaus auch ein Proteindrink oder ein Proteinriegel sein.

b. Protein, Kohlenhydrate und Fett

Ihr Körper ist bei einem intensiven Training darauf angewiesen, regelmäßig genügend Protein zugeführt zu bekommen. Bedenken Sie, dass Ihre Muskulatur zu 75 Prozent aus Wasser besteht und zu 20 Prozent aus Protein. Da Ihr Körper aber nur eine bestimmte Menge Protein verwerten kann, ist es ideal, wenn Sie – je nach Körpergewicht – etwa alle drei Stunden 20 bis 30 Gramm Eiweiß zu sich nehmen.

Wie sollen Sie das machen? Gerade als Berufstätiger? Ich finde es praktisch, zwischendurch Eiweißriegel zu essen. Ich bevorzuge Riegel, die zwar 26 Gramm Eiweiß enthalten, aber nur fünf Gramm Fett und 1,3 Gramm Zucker. Nach dem Training oder zu Hause können Sie sich auch Proteinshakes mixen. Ansonsten sollten Sie viel Quark (am besten Magerquark, der fast kein Fett enthält), Magermilch (mit 0,1 Prozent Fett), Hühnchen, Steak und andere proteinhaltige Nahrungsmittel zu sich nehmen.

Bei der sog. Biologischen Wertigkeit von Eiweiß stehen Eier an der Spitze. Sie haben einen Wert von 100. Danach folgen Milch mit 91, Rindfleisch mit 80, Fisch mit 78 und Sojaprotein mit 74. Übrigens müssen Sie keineswegs unbedingt Fleisch essen. Ich selbst bin Vegetarier, und auch der legendäre Bill Pearl, einst das große Vorbild von Arnold Schwarzenegger, war Vegetarier. Allerdings esse ich viele Milchprodukte und Eier. Als Veganer dagegen ist es schwerer – aber auch nicht unmöglich – das für den Muskelaufbau erforderliche Protein zu sich zu nehmen.

Wie viel Eiweiß brauchen Sie? Darüber gehen die Meinungen der Experten auseinander. Offizielle Empfehlungen gehen von 0,8 Gramm Protein pro Kilogramm Körpergewicht aus, was jedoch für Bodybuilder zu wenig sein dürfte. Manche Bodybuilder und Kraftsportler nehmen extrem hohe Eiweißmengen zu sich, teilweise drei bis vier Gramm pro Kilogramm Körpergewicht oder mehr. So berichtet Dorian Yates, dass er 450 Gramm Protein am Tag zu sich nimmt, die er auf sieben Mahlzeiten verteilt. Das ist fast ein halbes Kilo Eiweiß und entspricht 3,3 Gramm pro Kilo Körpergewicht. [102] Brian Shaw, der bekannte Profi-Strongman, der 182 Kilo auf die Waage bringt, berichtet, dass er pro Mahlzeit 80 bis 100 Gramm Protein zu sich nimmt, insgesamt etwa 600 Gramm am Tag. [103]

Ob solch große Mengen an Protein wirklich notwendig für den Muskelaufbau sind, wird von vielen Wissenschaftlern bezweifelt, die der Meinung sind, 1,1 bis 1,2 Gramm Eiweiß pro Kilogramm Körpergewicht seien dafür ausreichend. [104]

Zu bedenken ist andererseits: Wer viel magere Proteinquellen zu sich nimmt – wie etwa Hähnchenbrust –, der nimmt auch automatisch weniger fett- und kohlenhydratreiche Lebensmittel zu sich. Zudem wird überschüssiges Eiweiß nicht so leicht in Körperfett umgewandelt. »Dieser, die Körperzusammensetzung positiv beeinflussende Effekt des Proteins, dürfte eine nicht zu unterschätzende Rolle dabei spielen, warum Bodybuilder erfahrungsgemäß viel Eiweiß essen.« [105] Studien ergaben, dass etwa zwei Gramm Protein je Kilogramm Körpergewicht gesundheitlich unbedenklich sind. [106]

Ich selbst bin kein Anhänger davon, Kalorien zu zählen oder die Eiweißmengen, die ich zu mir nehme, zu messen. Für meine Zwecke genügt es, darauf zu achten, dass ich alle drei Stunden etwa 30 Gramm Protein zu mir nehme, nicht selten sind es auch mehr. Allerdings trinke ich auch viel Wasser, denn wenn man hohe Proteinmengen zu sich nimmt, müssen die Nieren »Überstunden« machen, um überflüssiges Eiweiß auszuscheiden.

Neben dem Eiweiß sind Kohlenhydrate für Sie ein wichtiger Nährstoff. Vereinfacht kann man jedoch zwischen guten und schlechten Kohlenhydraten unterscheiden – also solchen, die Sie essen und die Sie meiden sollten. »Gut« bedeutet, dass die Kohlenhydrate den Blutzuckerspiegel nur langsam ansteigen lassen und daher weniger Insulin ausgeschüttet wird. Zudem enthalten »gute« Kohlenhydrate auch wertvolle Vitamine, Mineralien und Ballaststoffe.

Meiden sollten Sie Kohlenhydrate, die den Blutzuckerspiegel schnell ansteigen lassen. Dazu gehören weißer Reis, Weißbrot, reife Bananen, Honig und selbstverständlich alle Süßigkeiten und zuckerhaltigen Getränke. Es gibt jedoch zwei Ausnahmen: Eine Stunde vor dem Training ist es sinnvoll, beispielsweise einen Fruchtsaft zu trinken oder eine Banane zu essen, damit man Energie für das harte Training hat. Und unmittelbar nach dem Training, wenn die Kohlenhydratreserven im Muskel weitestgehend erschöpft sind, sollten Sie einfache, »schnelle« Kohlenhydrate (etwa eine Banane) zu sich nehmen, weil zu diesem Zeitpunkt die Insulinausschüttung erwünscht und wichtig ist. »Insulin wirkt an den Zellen und besonders an den Muskelzellen wie ein Schlüssel, der die Türe für den Zucker, aber auch für Eiweißbausteine aufsperrt. Nach einem harten Training sind die Muskeln ganz besonders empfindlich für das Insulin, es wirkt dann besser… Als Folge der verbesserten Insulinwirkung werden die Muskeln nach dem Training effektiver versorgt.« [107]

Der Fettanteil in Ihrer Ernährung sollte begrenzt sein. Die meisten Bodybuilder nehmen nur wenig Fett zu sich. Allerdings sollten Sie darauf achten, genügend essenzielle Fettsäuren zu sich zu nehmen. Wenn Sie eine zeitlang eine fettarme Diät einhalten oder keinen Fisch mögen, sollten Sie zusätzlich Kapseln mit Omega-3-Fetten zu sich nehmen. Die ungesättigten, langkettigen Omega-3-Fettsäuren sind die wichtigsten Fettsäuren in den Zellmembranen unseres Gehirns und der Nerven sowie in der Netzhaut unserer Augen. Der Ersatz gesättigter Fettsäuren durch einfach bzw. mehrfach ungesättigte Fettsäuren trägt auch zur Aufrechterhaltung eines normalen Cholesterinstoffwechsels bei und hemmt Entzündungen. [108]

Einerseits müssen Sie als intensiv trainierender Sportler, der Muskulatur aufbauen will, genügend Kalorien und Nährstoffe zu sich nehmen. Andererseits sollten Sie aber auch darauf achten, dass Sie nicht überschüssiges Fett speichern. Dieses Ziel, also Muskeln aufzubauen ohne zuviel Fett anzusetzen, erreichen Sie, wenn Sie – wie oben dargestellt – die Nahrungsaufnahme auf etwa sechs Mahlzeiten aufteilen.

Die alte Regel, dass Sie morgens mehr essen sollten als spät abends, wird heute manchmal infrage gestellt. Bitte glauben Sie nicht jede These von Leuten, die sich damit interessant machen wollen, dass sie behaupten, die Erde sei doch eine Scheibe. Zahlreiche Studien belegen, dass man schneller dick wird, wenn man nicht frühstückt und abends viel isst.

Es ist erwiesen, dass Menschen ihr Gewicht besser kontrollieren können, wenn sie gut frühstücken. Es war ein auffälliges Ergebnis der amerikanischen Studie über jene Menschen, die nach einer Diät ihr Gewicht erfolgreich über Jahre »verteidigen« konnten, dass 78 Prozent von ihnen jeden Morgen frühstücken. Wenn Sie mit Gewichten trainieren und Muskelmasse zunehmen wollen, ist dies sogar noch wichtiger. Sie dürfen das Frühstück also auf keinen Fall auslassen.

In einer anderen Studie aßen fettleibige Frauen acht Monate lang entweder eine kalorienarme, kohlenhydratarme Diät oder eine kalorienreiche, proteinreiche Diät. Die Hälfte der Kalorien entfiel auf das Frühstück. Obwohl die Gruppe mit dem »großen Frühstück« beträchtlich mehr Nahrung zu sich nahm, verloren diese Frauen vier Mal mehr Gewicht. Und dies nur deshalb, weil sie mehr Kalorien zum Frühstück konsumierten.

Wieder eine andere Studie belegt, dass von zwei Gruppen, die die gleiche Kalorienmenge zu sich nahmen, jene, die die Hälfte davon zum Frühstück konsumierte, mehr als doppelt so viel Gewicht verlor wie jene, die abends die Hälfte aß. Sie verloren auch mehr Taillenumfang und hatten eine bessere Insulinfunktion. Schließlich ist eine aktuelle Studie zu erwähnen, die unter Verwendung eines Dexa Scans, welcher die genauesten Daten zur Körperzusammensetzung liefert, herausfand, dass Menschen, die regelmäßig frühstücken, weniger wiegen, einen schmaleren Taillenumfang und einen niedrigeren Körperfettprozentsatz hatten als diejenigen, die das Frühstück ausfallen ließen. [109]

Und was das Abendessen anlangt, so zeigt eine weitere Studie: Vergleicht man Menschen, die mehr als die Hälfte ihrer täglichen Kalorien nach 19 Uhr essen, mit »normalen« Essern, dann haben die Abendesser einen viel höheren Body Mass Index als die anderen. Laut fünf weiteren Studien, die hunderte von Testpersonen untersuchten, kann eine Ernährungsumstellung, die nur darin besteht, die Kalorien von abends auf morgens zu verlagern, die Ergebnisse beim Abnehmen um das Vierfache verbessern. [110]

Jeder, der schon einmal abgenommen hat, weiß ja auch, wie schnell das Fett wegschmilzt, wenn man abends auf die Ernährung achtet. Das heißt nicht, dass Sie abends nichts mehr essen dürfen. Aber essen Sie Gemüse oder Äpfel, die Sie nicht dick machen. Trinken Sie auch einen Proteinshake oder essen Sie etwas Magerquark, damit die dauerhafte Proteinzufuhr auch in der Nacht gesichert ist. »Etwas Protein vor dem Schlafengehen zuzuführen, ist sicherlich günstig. Zum einen wird ›Material‹ für einen potenziellen Muskelaufbau zur Verfügung gestellt, zum anderen dient das Nahrungseiweiß als Abbauschutz für die vorhandene Muskulatur.« [111] Aber meiden Sie abends und vor dem Schlafen Reis, Kartoffeln, Pizza, Pommes und erst recht Süßigkeiten.

c. Dauerhafte Ernährungsumstellung

Ich schlage ohnehin vor, dass Sie auf einige Speisen, die bei Ihnen erfahrungsgemäß zum Fettaufbau beitragen, verzichten. Sie meinen, dass Sie das nicht können? Ich finde es viel leichter, bestimmte Produkte ganz von der Liste zu streichen als diese »in Maßen« zu essen. Ich habe seit zwölf Jahren keine Schokolade, kein Eis, keine Pralinen, keinen Kuchen, keinen Zucker, keinen Honig, keine Bonbons, kein Gebäck, keine Gummibärchen oder sonstige Süßigkeiten gegessen – mit Ausnahme von Proteinshakes oder Eiweißriegeln, die ausschließlich mit Süßstoff oder Stevia gesüßt sind.

Ist mir das schwer gefallen? Am Anfang natürlich. Denn ich habe vorher all diese Produkte ganz besonders gerne und viel gegessen – und mich danach aber geärgert. Mir ist es einfach nicht gelungen, Süßigkeiten in Maßen zu essen, und ich bewundere Menschen, bei denen eine Tafel Schokolade mehrere Tage im Zimmer liegt und sie zwischendurch immer mal einen Riegel verzehren. Wenn Sie zu diesen Menschen gehören, brauchen Sie sich natürlich keine Gedanken darüber zu machen, ganz auf Süßigkeiten zu verzichten. Bei mir hat eine Tafel Schokolade oder eine Tüte Gummibärchen jedoch stets nur wenige Minuten gehalten.

Wie habe ich es gelernt, auf diese Produkte ganz zu verzichten? Dazu muss ich Ihnen eine Geschichte erzählen: Ich hatte vor etwa 30 Jahren ein Problem mit Alkohol und habe zu viel getrunken. Bei den Anonymen Alkoholikern habe ich gelernt, wie man ohne Alkohol lebt. Zunächst habe ich gelernt, dass wenn man einmal im Leben nach etwas süchtig war, man es nie wieder im Leben zu sich nehmen kann, ohne rückfällig zu werden. Auch nicht nach Jahren oder Jahrzehnten.

Dieses »nie mehr« ist jedoch eine sehr, sehr lange Zeit, die man sich nur schwer vorstellen kann oder mag. Zerlegen Sie den großen, scheinbar unüberwindbaren Berg »nie mehr« in viele kleine Hügel, über die Sie leichter gehen können. Bei den Anonymen Alkoholikern sagt man: »Ich trinke heute nicht.« Heute nicht. Das ist eine überschaubare Zeit, die Sie schaffen können. Ich habe heute seit 28 Jahren keinen Tropfen Alkohol mehr getrunken. Nicht, weil ich ein überzeugter Abstinenzler wäre, sondern weil ich gelernt habe, dass ich nicht in Maßen trinken kann (was die meisten Menschen zum Glück können). Ich habe diese Erfahrung dann einige Jahre später auf das Rauchen übertragen, denn ich war ein starker Raucher und habe am Schluss zwei Packungen Zigaretten am Tag geraucht. Heute habe ich seit 25 Jahren nicht mehr geraucht. Ich bin wieder nach der gleichen Methode vorgegangen: »Heute nicht«. Und ich wusste, dass ich wieder rückfällig würde, wenn ich auch nur an einer Zigarette ziehe.

Die gleiche Methode habe ich dann vor zwölf Jahren bei den Süßigkeiten angewandt. Am Anfang war es schwer. Aber die »Heute nicht«-Methode hat mir geholfen, die Anfangsschwierigkeiten zu überwinden. Und ich wusste, dass es nur am Anfang schwer ist, weil die Gewohnheit zwar unser größter Feind, aber auch unser größter Freund ist.

Sie denken, ein Leben ohne Alkohol, Zigaretten und Süßigkeiten ist fade und langweilig? Wie Sie meinen! Wenn Sie sonst keine Vergnügungen haben im Leben, dann will ich Sie hier nicht belehren und Sie bestimmt nicht dazu überreden, sich all dies abzugewöhnen. Das ist auch gar nicht notwendig, wenn Sie diese Dinge in Maßen genießen können. Wenn Sie das jedoch nicht können, sollten Sie es sich nicht unnötig schwer machen und täglich einen Kampf führen, den Sie niemals gewinnen können. Und wenn Sie einen perfekten Körper entwickeln wollen, dann ist es vielleicht auch für Sie auf Dauer einfacher, einige Lebensmittel ganz von der Liste zu streichen.

Aber nehmen Sie sich bitte nicht zu viel auf einmal vor. Ich habe auch nicht gleichzeitig mit dem Trinken, mit dem Rauchen und den Süßigkeiten aufgehört. Ich habe mit meinem Vorgehen unbewusst eine Erkenntnis berücksichtigt, die auch das Ergebnis moderner psychologischer Forschungen ist. »Wenn wir große Veränderungen in unserem Leben vornehmen«, so schreibt Roy Baumeister, Professor für Psychologie an der Florida State University, »sabotieren wir uns oft, indem wir gleichzeitig auch noch weitere Veränderungen vornehmen wollen. Wenn Sie zum Beispiel mit dem Rauchen aufhören und gleichzeitig eine Diät machen und Ihren Alkoholkonsum reduzieren wollen, dann erreichen Sie mit aller Wahrscheinlichkeit keines Ihrer drei Ziele, weil Sie Ihre Willenskraft hoffnungslos überstrapazieren«. Da unsere

Willenskraft begrenzt sei, konkurrierten verschiedene Vorsätze miteinander. »Immer wenn Sie den einen umsetzen, haben Sie keine Kraft mehr für den anderen«, so die Erkenntnis psychologischer Forschungen. [112]

Übrigens hilft Ihnen das »Autogene Training«, das Sie im letzten Kapitel kennengelernt haben, auch bei der Ernährungsumstellung. Sie können sich individuelle Formeln in Ihr Unterbewusstsein einprogrammieren, die Ihnen helfen, bestimmte Regeln einzuhalten.

Wie ich zu Beginn dieses Kapitels am Beispiel meines Bekannten berichtet habe, der 270 Kilo wog und alles über Ernährung und Diäten wusste, hilft Ihnen Wissen allein nicht weiter. Aber auch die Willenskraft allein ist nicht ausreichend. Ihr Unterbewusstsein ist viel stärker als Ihre Willenskraft. Machen Sie es zu Ihrem Verbündeten! Denken Sie daran, dass nach den Ergebnissen der Forschungen vom National Weight Control Registry in den Vereinigten Staaten jene Menschen dauerhaft erfolgreich mit der Gewichtskontrolle waren, die sich die Ergebnisse der Nahrungsumstellung (also z.B. einen schönen Körper) bildlich vorstellen konnten, so bis dieses Verlangen größer wurde als das nach dem Genuss von Dickmachern.

Zum Schluss noch einige weitere Ernährungstipps, die Ihnen helfen, einen gesunden und perfekten Körper aufzubauen:

- Meiden Sie Weißbrot und polierten weißen Reis, essen Sie lieber Vollkornbrot und Vollkornreis.
- Werfen Sie Ihren Salzstreuer in den Müll, wie ich es schon vor mehr als zwanzig Jahren getan habe. Fast alle Menschen essen viel zu viel Salz, was eine wichtige Ursache für Bluthochdruck, Magenkrebs und andere Krankheiten ist. [113] Auch wenn Sie trainieren und viel schwitzen, brauchen Sie kein zusätzliches Salz, weil genügend in der Milch und anderen Nahrungsmitteln enthalten ist, die Sie zu sich nehmen. Wenn Sie künftig darauf verzichten, zu salzen, ist das auch gut für Ihren Blutdruck. Ich wurde mit 20 Jahren bei der Gesundheitsprüfung für die Bundeswehr wegen Bluthochdruck ausgemustert. Heute, mit 56 Jahren, beträgt mein Blutdruck 120:70, und dies schon seit 20 Jahren.

- Essen Sie viel Gemüse. Gemüse enthält »sekundäre Pflanzenstoffe«, auch »Phytochemikalien« genannt. Diese sind eine Voraussetzung für ein gut funktionierendes Immunsystem. Bevölkerungsgruppen mit einem deutlich höheren Gemüseverzehr haben viel niedrigere Krebsraten; im Laufe der Geschichte war die Lebenserwartung immer bei den Gruppen am höchsten, die am meisten Gemüse konsumierten. [114] Besonders viele dieser Nährstoffe sind in Grünkohl, Brunnenkresse, Spinat, Rucola, Brokkoli, Blumenkohl und rotem Gemüsepaprika enthalten. [115] Auch für Bodybuilder hat Gemüse zahlreiche positive Wirkungen, die häufig unterschätzt werden. [116]
- Essen Sie viel Obst. Aber achten Sie darauf, welches Obst Sie essen. Gereifte Bananen, Weintrauben etc. enthalten sehr viel Zucker, und wenn Sie Fett abnehmen wollen, sollten Sie diese meiden. Besonders gesund sind dagegen Granatäpfel und Beeren.
- Achten Sie auch auf versteckten Zucker! Zwischen 50 und 60 Prozent aller industriell hergestellten Nahrungsmittel sind zuckerhaltig, und zwar auch dann, wenn sie gar nicht süß schmecken. Haben Sie gewusst, dass Ketchup 68 Gramm Zucker pro 300 Gramm enthält? Damit ist Ketchup süßer als Cola. Auch Senf und Joghurtdressings sind reich an Zucker. Und eine lösliche Kaffeemischung enthält 44 Prozent Zucker! [117] Stärke- und ballaststoffhaltige Vollkornprodukte wie Getreide, Schrot, Müsli, Haferflocken usw. sind als Energiequelle gegenüber diesen Produkten zu bevorzugen.
- Wenn Sie auf Süßes nicht verzichten wollen, dann sollten Sie Stevia nehmen. Stevia ist eine gute Alternative zu Zucker und zu künstlichen Süßstoffen. Es handelt sich hier um ein aus der Pflanze Stevia rebaudiana gewonnenes Stoffgemisch, mit dem Sie Ihre Speisen süßen können. Inzwischen gibt es auch Proteinpulver, das statt mit Zucker oder herkömmlichem, künstlichen Süßstoff mit Stevia gesüßt ist. Stevia führt – anders als Zucker – nicht dazu, dass Ihr Blutzuckerspiegel steigt und Insulin ausgeschüttet wird, es enthält keine Kalorien und ist dabei

sogar noch süßer als Zucker.

- Trinken Sie mehr Wasser! Die meisten Menschen trinken zu wenig Wasser. Denken Sie daran, dass Ihre Muskeln hauptsächlich aus Wasser bestehen.
- Ergänzen Sie Ihre Ernährung mit Weizenkeimen und Sonnenblumenkernen, die Sie zur Geschmacksverfeinerung verwenden können und die unter anderem viel natürliches Vitamin E enthalten, das gerade für Sportler wichtig ist.
- Achten Sie darauf, dass Sie genügend Ballaststoffe zu sich nehmen. Gerade für die Gesunderhaltung des Darms sind Ballaststoffe sehr wichtig. Vollkornprodukte enthalten viele Ballaststoffe. Wenn Sie das Gefühl haben, mit Ihrer natürlichen Nahrung zu wenige Ballaststoffe zu sich zu nehmen, kaufen Sie Weizenkleie, die Sie mit viel Wasser zu sich nehmen sollten.
- Sie brauchen keine hochdosierten Vitamin- und Mineraltabletten. Aber wenn Sie viel trainieren, kann eine Multivitamin- und Multimineraltablette sinnvoll sein.
- Nehmen Sie täglich ein Kombinationsprodukt aus Zink und Vitamin C sowie eine Tablette Vitamin D – das ist gut für Ihre Abwehrkräfte. Viele Menschen leiden unter Zinkmangel, besonders Vegetarier und Veganer. Zinkmangel beeinträchtigt das Immunsystem. Studien belegen: Werden Zinktabletten mindestens fünf Monate lang eingenommen, ist das Risiko, sich zu erkälten, um ein Drittel geringer als bei Menschen, die kein Zink einnehmen. [118] Ebenso ist es erwiesen, dass die regelmäßige Einnahme von Vitamin D, besonders im Herbst und im Winter, die Erkältungswahrscheinlichkeit senkt.

Das wäre sicher die ideale Ernährung, aber bitte werden Sie nicht zum fanatischen Ernährungsapostel oder gar zum »Nahrungsmittel-Hypochonder«. Wenn Sie genügend vollwertige Nahrung, ausreichend Protein, Obst und Gemüse zu sich nehmen, dann sind Sie auf dem richtigen Weg. Und wenn

Sie auf minderwertige Lebensmittel wie Pommes, Süßigkeiten etc. verzichten, wird sich Ihr Geschmack im Laufe der Zeit umstellen. Sie werden entdecken, wie viele leckere Nahrungsmittel es gibt, die gleichzeitig auch noch gesund sind und Sie nicht dick machen.

Sie sollen nicht wie ein Asket leben, sondern Freude am Training und Freude am Essen haben! Wenn Sie einige Grundregeln bei der Ernährung beachten und sich in Ihrem Training an den in diesem Buch dargestellten Erfolgsfaktoren im Kraftsport orientieren, werden Sie einen Körper entwickeln, in dem Sie sich wohlfühlen und um den andere Sie beneiden werden.

* * *

LITERATURVERZEICHNIS

Alman, Brian M.; Lambrou, Peter T., Selbsthypnose. Ein Handbuch zur Selbsttherapie, Heidelberg 2013.

Andrews, Nigel, Arnold Schwarzenegger. Mythos und Wahrheit eines amerikanischen Traums, St. Andrä-Wörden 1997.

Arndt, Klaus (Hrsg.), Power Food. Basisernährung für optimalen Muskelaufbau, Arnsberg 1998.

Arndt, Klaus; Biasiotto, Judd, Bankdrücken. Training & Techniken der weltbesten Bankdrücker, Arnsberg 2006.

Arndt, Klaus, 1a Bauchmuskeln. Das ultimative Bauch-Programm, Arnsberg 2011.

Arndt, Klaus; Albers, Torsten, Handbuch Protein und Aminosäuren. Optimaler Einsatz von Protein & Aminos im Sport, in der Diät, bei Erkrankungen, zur Gesundheitsvorsorge, Arnsberg 2011.

Arndt, Klaus, Erfolgsorientiertes Hanteltraining. Die besten Übungen mit Kurz- und Langhanteln. Techniken & Varianten. Profi-Trainingspläne, Arnsberg 2013.

Baumeister, Roy; Tierney, John, Die Macht der Disziplin. Wie wir unseren Willen trainieren können, Frankfurt/New York 2012.

Borchardt, J. C. W., Das Training. Ein Buch für Bodybuilder, Powerlifter und den interessierten Sportler, Norderstedt 2009.

Darden, Ellington, Super Arme. Massetraining für Bizeps, Trizeps & Unterarm, Arnsberg 2005.

Darden, Ellington, Hardcore Training. Professionelle Techniken für schnellen Muskelaufbau, Arnsberg 2006.

Dubbels, Wilfried, Die Anti-Aging-Formel. Ein synergetisches Konzept für optimale körperliche & mentale Leistung in jedem Alter, Arnsberg 2010.

Duhigg, Charles, Die Macht der Gewohnheit. Warum wir tun, was wir tun, München 2012.

Fuhrman, Joel, Superimmun. So maximieren Sie Ihre Abwehrkräfte, München 2013.

Gießing, Jürgen, HIT. Hochintensitätstraining. Das optimierte System für rapiden Muskelaufbau, Arnsberg 2008.

Gießing, Jürgen, 1-Satz-Training. Ein wissenschaftlich fundiertes Konzept für schnellstmöglichen Muskelaufbau im Bodybuilding, Arnsberg 2009.

Gießing, Jürgen, HIT-Fitness, München 2012.

Holman, Steve, Ironman's Massetraining. 10 Super-Programme, Arnsberg 2004.

Hujer, Marc, Arnold Schwarzenegger. Die Biographie, München 2009.

Hurley, Paul, Think and be Slim. Use your mind to get the body you want, Victoria 2005.

James, Ursula, You Can Think Yourself Slim. Transform Your Shape with Hypnosis, New York 2009.

Kahn, Oliver, Ich. Erfolg kommt von innen, München 2008.

Kasparow, Garri, Strategie und die Kunst zu leben. Von einem Schachgenie lernen, München/Zürich 2007.

Kierdorf, Christian, Das Super Sixpack. Die Top-Übungen & Trainingsprogramme, gezielte Ernährung, Arnsberg 2012.

Leamer, Laurence, Fantastic. The Life of Arnold Schwarzenegger, New York 2005.

Lindemann, Hannes, Autogenes Training. Der bewährte Weg zur Entspannung, München 2004.

Loeffelholz, Christian von, Leistungsernährung für Kraftsportler. Strategien für Muskelaufbau, Fettabbau und optimale Regeneration, Arnsberg 2010.

Lommel, Cookie, Schwarzenegger. A Man with a Plan, München/Zürich 2004.

Mensen, Herbert, Das Autogene Training. Entspannung, Gesundheit, Stressbewältigung, München 1999.

Mentzer, Mike, Heavy Duty, Heilbronn 2006.

Mentzer, Mike, Heavy Duty Journal, Heilbronn 2006.

Mentzer, Mike; Little, John, High Intensity Training. The Mike Mentzer Way, New York u.a. 2003.

Mosetter, Kurt u.a., Zucker. Der heimliche Killer. Wie wir krank und süchtig werden. Wie wir uns schützen, ohne auf Süßes zu verzichten, München 2013.

Müller, Andreas, Natural Bodybuilding. Training, Ernährung, Wettkampf, Arnsberg 2011.

Müller, Andreas, Freies Training. Optimaler Muskelaufbau durch individuelle Übungsauswahl, Arnsberg 2005.

Murphy, Joseph, Die Macht Ihres Unterbewusstseins. Das Buch der inneren und äußeren Entfaltung, Kreuzlingen/München 1999.

Raith, Michael P., Natural Bodybuilding. Masse, Härte, Power – ohne Drogen. Das vollständige Trainingsprogramm, Stuttgart 1996.

Reis, Jürgen; Zauser, Daniel, Das Peak-Prinzip. Das Komplettsystem für Kraftsport und Bodybuilding, Dornbrin 2005.

Schwartz, David J., Denken Sie groß. Erfolg durch großzügiges Denken, Genf/München 1983.

Schwarzenegger, Arnold, Total Recall, My Unbelievably True Life Story, New York u.a. 2012.

Schwarzenegger, Arnold; Dobbins, Bill, Das große Bodybuilding Buch, München 1991.

Strossen, Randall J., Super Kniebeugen. Aufbau von 30 Pfund Muskelmasse in 6 Wochen, Arnsberg 1995.

Tracy, Brian, Goals! How to Get Everything You Want – Faster Than You Ever Thought Possible, San Francisco 2003.

Yates, Dorian; Wolff, Bob, Blood and Guts. The Ultimate Approach To Building Maximum Muscle Mass, Woodland Hills 1993.

Zippel, Christian, Der Wille zur Kraft. Die 10 Gebote kompromissloser Leistungssteigerung in Bodybuilding & Kraftsport, Arnsberg 2011.

Zippel, Christian, HFT. Hochfrequenztraining & Auto-Regulation. Das kybernetische Trainingssystem für beschleunigten Muskelaufbau, deutlichen Kraftzuwachs, rapiden Fettverlust, Arnsberg 2012.

Zitelmann, Rainer, Setze dir größere Ziele. Die Erfolgsgeheimnisse der Sieger, Berlin 2010.

Zeitschriften:
- Flex
- Sportrevue
- Muscle & Fitness
- NBB&F Natural Bodybuilding & Fitness

*

ANMERKUNGEN

1 Baumeister, Tierney, S. 19.

2 Ebenda, S. 21.

3 Duhigg, S. 169.

4 Ebenda, S. 177.

5 Strossen, S. 109 f.

6 Schwarzenegger, Total Recall, S. 51.

7 David Sandler, Volumentraining, Flex, November 2013, S. 74.

8 Ebenda, S. 74.

9 Gießing, 1-Satz-Training, S. 2.

10 Ebenda, S. 8-10.

11 Albert Busek, In Memoriam Casey Viator, Flex, Januar 2014, S. 29.

12 Chris Lund, Mike Mentzer 1951-2001, Flex, Januar 2014, S. 198.

13 Mentzer, Heavy Duty, S. 46.

14 Chris Lund, Mike Mentzer, Flex, Januar 2014.

15 Yates, S. 28.

16 Ebenda, S. 29, Übersetzung von Rainer Zitelmann.

17 Mentzer, Heavy Duty, S. 22.

18 Flex, August 2009, S. 121.

19 Flex, Februar 2004, S. 42.

20 Flex, September 2013, S. 82.

21 Flex, September 2013, S. 100.

22 Flex, Januar 2014, S. 106.

23 Zippel, HFT, S. 62.

24 Ebenda, S. 85.

25 Strossen, S. 81.

26 Zippel, HFT, S. 45.

27 Yates, S. 32.

28 Flex, Oktober 2013, S. 46.

29 Zitiert nach: Lommel, S. 118 f.

30 Flex, Juli 2008, S. 79.

31 Flex, Januar 2014, S. 180.

32 Flex, Februar 2004, S. 59.

33 Flex, Mai 2004, S. 43.

34 Flex, September 2013, S. 160.

35 Flex, September 2013, S. 160.

36 Jim Stoppani, Die Wahrheit über schwere Gewichte, in: Flex, Oktober 2012, S. 159-166, hier S. 160.

37 Sport-Revue, November 1996, S. 147 f.

38 Mentzer, Heavy Duty, S. 73.

39 Gießing, HIT, S. 55.

40 Mentzer, Heavy Duty, S. 79.

41 Darden, Hardcore Training, S. 74.

42 Greg Merritt, Das Weider Prinzip der Super-Speed. Wie superschnelle Wiederholungen Ihr Wachstum beschleunigen können, in: Flex, Dezember 2013, S. 128-131.

43 Gießing, HIT, S. 100.

44 Ebenda, S. 102 ff.

45 Diese Tipps finden sich in dem Beitrag: Guillermo Escalante, Training trotz Rückenschmerzen, in: Sportrevue Juli 2013, S. 28 f.

46 Mentzer, Heavy Duty, S. 67.

47 Flex, September 2008, S. 70 ff.
48 Zitiert nach: Arndt/Biasiotto, Bankdrücken, S. 14.
49 Yates, S. 20. Übersetzung von Rainer Zitelmann.
50 Ebenda, S. 86. Übersetzung von Rainer Zitelmann.
51 Kasparow, S. 103.
52 Zitiert nach Arndt/Biasiotto, Bankdrücken, S. 61.
53 Flex, Januar 2014, S. 91.
54 Flex, Juli 2008, S. 58.
55 Flex, Juli 2008, S. 58.
56 Sport-Revue, November 1996, S. 143.
57 Ebenda, S. 143.
58 Holman, S. 25.
59 Ebenda, S. 28.
60 Strossen, S. 18.
61 Ebenda, S. 57.
62 Sportrevue, November 1996, S. 143.
63 Flex, Februar 2004, S. 37.
64 Flex, Dezember 2013, S. 68.
65 Jimmy Pena, Vier Übungen Kreuzheben, Sport-Revue, Dezember 2011, S. 114-119, hier S. 117.
66 Yates, S. 121. Übersetzung von Rainer Zitelmann.
67 Flex, Dezember 2013, S. 78.
68 Flex, Oktober 2012, S. 73.
69 Yates, S. 121. Übersetzung von Rainer Zitelmann.
70 Ebenda, S. 40. Übersetzung von Rainer Zitelmann.
71 Flex, Februar 2004, S. 56.
72 Yates, S. 120. Übersetzung von Rainer Zitelmann.
73 Flex, Oktober 2012, S. 98.
74 Mentzer, Heavy Duty, S. 76.
75 Ebenda, S. 76.

76 Mentzer, Heavy Duty, S. 75 f.

77 Flex, November 2011, S. 82.

78 Mentzer, Heavy Duty, S. 36.

79 Einige Passagen aus diesem Kapitel sind meinem Buch »Setze dir größere Ziele« entnommen.

80 Kahn, S. 57.

81 Ebenda, S. 23.

82 Leamer, S. 174.

83 Lindemann, S. 16.

84 Ebenda, S. 18.

85 Mensen, S. 45.

86 Murphy, S. 84.

87 Ebenda, S. 123 f.

88 Mensen, S. 20.

89 Schwartz, S. 103.

90 Tracy, Goals, S. 12.

91 Schwarzenegger, Bodybuilding-Buch, S. 190 f.

92 Alman/Lambrou, S. 374.

93 Lindemann, S. 114.

94 Flex, Juli 2013, S. 190.

95 Sportrevue, Januar 2014, S. 86.

96 Sportrevue, Januar 2014, S. 87.

97 Lindemann, S. 111.

98 Baumeister/Tierney, S. 254.

99 Vgl. die interessanten Publikationen auf der Website von »The National Weight Control Registry«.

100 Duhigg, S. 88.

101 Loeffelholz, S. 81.

102 Flex, Februar 2004, S. 173.

103 Flex, Januar 2014, S. 174.

104 Loeffelholz, S. 47.

105 Ebenda, S. 54 f.

106 Ebenda, S. 53.

107 Ebenda, S. 32 f.

108 Fuhrman, S. 155.

109 Die Studien wurden zusammengefasst in einem lesenswerten Beitrag von Mark Gilbert, Muskel-Ernährung, in: Muscle & Fitness, Dezember 2013, S. 114-119. Die Gegenthese vertritt John Kiefer in dem Beitrag: Paradoxe Studien rund um das Frühstück, in: Flex, Januar 2014, S. 172 f.

110 Mark Gilbert, Muskel-Ernährung, in: Muscle & Fitness, Dezember 2013, S. 119.

111 Loeffelholz, S. 42.

112 Baumeister/Tierney, S. 49.

113 Fuhrman, S. 149.

114 Ebenda, S. 24.

115 Ebenda, S. 32.

116 Chris Asceto, Mehr Masse. Gemüse ist wichtiger Bestandteil der Ernährung für den Masseaufbau, Flex, Februar 2004, S. 44-48.

117 Mosetter u.a., S. 15 f.

118 Fuhrman, S. 101.

*